MANUEL PRATIQUE

DE LA

GARDE-MALADE

ET DE

L'INFIRMIÈRE

PARIS

IMPRIMERIE DE LA SOCIÉTÉ DE TYPOGRAPHIE

NOIZETTE, DIRECTEUR

8, rue Campagne-Première, 8

PUBLICATIONS DU *PROGRÈS MÉDICAL*

MANUEL PRATIQUE

DE LA

GARDE-MALADE

ET DE

L'INFIRMIÈRE

PUBLIÉ PAR LE

Dr BOURNEVILLE

Rédacteur en chef du *Progrès Médical*, Médecin de Bicêtre
Directeur des Écoles municipales d'infirmières, Député de la Seine, etc.

AVEC LA COLLABORATION DE

MM. BLONDEAU, DE BOYER, ED. BRISSAUD, BUDIN, H. DURET, P. KERAVAL, G. MAUNOURY, MONOD, POIRIER, CH-H. PETIT-VENDOL, PINON, P. REGNARD, SEVESTRE, SOLLIER & P. YVON

TOME I

ANATOMIE & PHYSIOLOGIE

4e ÉDITION REVUE ET AUGMENTÉE
(avec 26 figures dans le texte.)

PARIS

AUX BUREAUX DU *PROGRÈS MÉDICAL*

14, RUE DES CARMES, 14

1889

INTRODUCTION

En Angleterre, aux Etats-Unis, en Suisse et dans quelques autres pays, il existe déjà, depuis un certain nombre d'années, des Ecoles spéciales où l'on enseigne tout ce qu'il importe de savoir aux gardes-malades, aux infirmières et à toutes les personnes qui font profession de soigner les malades.

Ces écoles, où se donne un véritable *enseignement professionnel*, sont annexées aux hôpitaux. Les médecins et les chirurgiens de ces établissements tiennent à honneur de perfectionner l'enseignement des infirmières en faisant, chaque année, à tour de rôle, des leçons théoriques et pratiques, ayant pour but de procurer aux élèves infirmières toutes les notions qui leur sont indispensables pour soigner d'une façon convenable et intelligente les malades et pour les bien observer, afin d'être capables de fournir au médecin tous les renseignements qui peuvent l'éclairer et contribuer par conséquent au soulagement ou à la guérison des malades.

De là est née toute une littérature intéressante, composée de *Manuels*, de *Guides* et de *Leçons*, littérature à peu près, sinon tout à fait inconnue dans notre pays.

Ces Ecoles, ces Livres ont eu pour résultat de doter les pays que nous avons cités d'infirmières, de gardes-malades instruites. Frappé depuis longtemps de l'insuffisance que présente, sous le rapport de l'instruction, la majorité de nos infirmières, nous avons réclamé énergiquement et sans cesse la création d'une Ecole d'infirmières à la Salpêtrière et d'une Ecole d'infirmiers à Bicêtre.

Soutenu par les vœux adoptés à diverses reprises par le Conseil municipal de Paris, nous avons obtenu de M. le Directeur de l'administration de l'Assistance publique toute la latitude nécessaire pour procéder à l'organisation de ces écoles. Et, le 1ᵉʳ avril dernier, notre ami, M. Le Bas, directeur de la Salpêtrière, qui, depuis le commencement de janvier, étudiait les voies et moyens pouvant permettre aux infirmières de suivre les cours sans nuire au service de l'hospice, procédait avec nous à l'inauguration de l'Ecole de la Salpêtrière. Plus tard, le 20 mai, s'ouvrait l'Ecole des infirmiers de Bicêtre, à laquelle le directeur, M. Francière, s'efforce d'imprimer une vive impulsion.

Nous aurons bientôt l'occasion de rendre pleinement justice à toutes les personnes dévouées qui se consacrent avec un zèle digne des plus grands éloges au succès de ces deux écoles. Aujourd'hui, nous voulons seulement indiquer pourquoi l'ouvrage qu'on va lire a été conçu et les noms des hommes de bonne volonté qui ont consenti à nous prêter leur concours éclairé.

Une fois que la création de ces Écoles fut arrêtée, consentie, encouragée par M. Michel Möring, directeur, un autre devoir s'imposait : il fallait procurer aux élèves les livres nécessaires. Faisant alors appel à quelques-uns de nos amis et fidèles collaborateurs, nous leur avons demandé de nous aider dans l'élaboration des livres nécessaires à *l'enseignement professionnel des infirmières*. Ils ont accepté avec empressement notre proposition, ils se sont mis ardemment à l'œuvre, et nous avons pu, en moins de trois mois, livrer aux deux écoles une série de *Manuels* qui composent, dès à présent, une petite BIBLIOTHÈQUE DE L'INFIRMIÈRE.

Un mot maintenant sur chacun de ces volumes.

Le *premier* comprend l'*Anatomie*, rédigée par M. H. DURET, et la *Physiologie*, rédigée par M. P. REGNARD.

Le *second* volume, qui embrasse toutes les connaissances plus spécialement utiles aux infirmières, a été rédigé par MM. BLONDEAU, E. BRISSAUD, G. MAUNOURY, MONOD, POIRIER, SEVESTRE et par nous.

Le *troisième* volume est divisé en deux parties. La première est consacrée aux notions relatives à l'*Administration des médicaments*, à la préparation de ceux qui sont d'habitude laissés aux soins de l'infirmière : cette partie est due à M. P. YVON. La seconde est composée d'un petit *Dictionnaire*, élaboré par M. H. DE BOYER, et comprenant les termes les plus souvent usités en médecine et dont la connaissance est nécessaire aux infirmières et aux gardes-malades.

C'est donc grâce à l'esprit libéral de M. Michel Möring, au zèle apporté par M. Le Bas, d'abord, puis par M. le Directeur de Bicêtre, et au dévouement, à

l'activité de nos amis que les écoles de la Salpêtrière et de Bicêtre peuvent aujourd'hui fonctionner
régulièrement. Des efforts aussi généreux et aussi
désintéressés ne peuvent échouer, et nous avons la
conviction que, dans un temps très court, nous pos-
séderons, dans quelques-uns de nos établissements
hospitaliers, des infirmières aussi instruites que celles
dont sont pourvus les hôpitaux des pays les plus fa-
vorisés.

14 juillet 1878.

BOURNEVILLE.

PRÉFACE DE LA 2e ÉDITION

L'INTRODUCTION qui précède indique suffisamment
le but poursuivi par nos amis et par nous en publiant
les trois petits volumes qui composent le *Manuel de
la Garde-malade et de l'Infirmière*, aussi n'entre-
rons-nous pas dans de nouveaux détails à ce sujet.

Les personnes, peut-être trop bienveillantes, qui
ont examiné cet ouvrage, primitivement destiné aux
seules Ecoles de Bicêtre et de la Salpêtrière, ont pensé

qu'il serait regrettable de le laisser confiné dans un cercle de lectrices aussi restreint. Suivant eux, le *Manuel* était appelé à rendre de plus grands services s'il était répandu dans le public, beaucoup de *mères de famille* devant y trouver des explications, des notions, capables de les aider quand elles ont à donner des soins à un des leurs, atteint par la maladie.

Cédant à ces conseils, nous avons préparé une nouvelle édition du *Manuel*. Elle diffère de la première à plusieurs égards. D'abord, nous avons joint au texte un grand nombre de figures qui faciliteront la compréhension des descriptions les plus difficiles à faire brièvement et clairement. En second lieu, nous avons comblé quelques lacunes, insisté, par exemple, sur les conditions hygiéniques que doit remplir, autant que possible, la chambre des malades.

Ces améliorations, dont l'expérience nous a démontré l'utilité, contribueront, nous l'espérons, à mériter au *Manuel* la confiance des Mères de famille. Quant aux auteurs, ils se jugeront récompensés de leurs peines, s'ils parviennent à faire disparaître quelques-uns des nombreux préjugés qui règnent dans le monde, relativement à la manière de soigner les malades et s'ils arrivent à faire comprendre à leurs lectrices les avantages précieux qu'il est possible d'obtenir d'une observation parfaite des règles de l'hygiène.

B.

31 *décembre* 1878.

PRÉFACE DE LA 3ᵉ ÉDITION

La troisième édition du *Manuel de la garde-malade et de l'infirmière*, que nous soumettons aujourd'hui à la bienveillante appréciation du public, a été revue avec le plus grand soin par nos amis, MM. Ch.-H. Petit-Vendol, P. Regnard, P. Poirier, Budin, Yvon et par nous. Elle est augmentée de plusieurs articles nouveaux, notamment sur l'anatomie de la *peau*, les différents phénomènes qui caractérisent les *âges de la vie*, le *traitement antiseptique*, les *fractures*, le *massage*, etc. (1). Aux figures qui illustraient la seconde édition (2) nous en avons ajouté douze nouvelles, dues au talent si distingué de notre ami le docteur P. Richer.

Malgré ces nombreuses additions, chacun des volumes n'en restera pas moins d'un maniement facile, parce que nous avons choisi des caractères

1. Nous devons citer encore les articles sur les *siphons de chlorure de méthyle*, la *suralimentation*, le *lavage de l'estomac*, rédigés par M. Plique sur les indications de son maître, notre ami M. le Dʳ Debove, l'un des médecins qui ont le plus contribué à vulgariser l'emploi de ces moyens thérapeutiques.

2. Les figures 3, 10, 11 à 15 sont empruntées au *Traité d'anatomie* de M. Sappey.

d'imprimerie, qui, tout en étant très nets et très lisibles, sont notablement moins gros que ceux des précédentes éditions.

Tous nos efforts ont tendu à faire de ce *Manuel* un livre clair, précis, mettant les *Infirmières*, les *Gardes-malades* et les *Mères de famille* en mesure de pouvoir exécuter avec la plus rigoureuse exactitude les prescriptions du médecin. Nous n'avons point poursuivi d'autre but et nous avons soigneusement évité tout ce qui pourrait faire supposer à nos lectrices qu'après avoir lu ce *Manuel* elles seront aptes à reconnaître et à traiter les maladies.

Nous avons dit, dans l'INTRODUCTION, comment nous avions été amené avec nos amis à composer ce *Manuel* pour les *Ecoles municipales d'infirmières et infirmiers* de Bicêtre et de la Salpêtrière. Nous devons ajouter qu'il n'a cessé d'y être d'un usage quotidien et qu'il a été introduit également à l'*Ecole de perfectionnement* de la Pitié, créée par le Conseil municipal le 24 mai 1881. Ce sont ces volumes, qui seront prochainement complétés par deux autres : l'un sur l'*Hygiène*, l'autre sur l'*Administration et la Comptabilité hospitalières*, — qui ont servi à faire l'instruction professionnelle des élèves infirmières des trois Ecoles, nommées sous-surveillantes dans les hôpitaux et hospices de Paris depuis la fin de 1878 (1).

1. Voici les dates des laïcisations : 1878, Laënnec ; — 1880, les Ménages, La Rochefoucauld, la Piété ; — 1881, Saint-Antoine ; — 1882, Lourcine et Tenon ; — 1885, l'hospice d'Ivry et Cochin ; — 1886, Enfants-Assistés, Enfants-Malades, hôpital de Forges-les-Bains et Necker ; — 1887, hôpital Trousseau (*Note* de la 3e édition). Depuis l'époque où ces lignes ont été écrites, les hôpitaux suivants ont été laïcisés : en....

L'honneur qui nous a été fait par le Conseil municipal, par l'Administration de l'Assistance publique,
et aussi par l'Administration départementale, en
maintenant l'usage de ce *Manuel* dans les Ecoles
municipales et départementales d'infirmières, nous
faisait une obligation d'y apporter tous les perfec-
tionnements possibles. Nous espérons avoir donné
entière satisfaction à ceux qui ont eu confiance en
nous et mériter en même temps un bon accueil de la
part des Mères de famille.

B.

30 *juin* 1887.

PRÉFACE DE LA 4e ÉDITION

Ainsi que nous l'annoncions dans la Préface de la
3e édition, le *Manuel de l'infirmière* a été complété par
deux autres volumes : l'un consacré à l'*Administration et à la comptabilité hospitalières*, l'autre à
l'*Hygiène*.

Cette quatrième édition du *Manuel de la garde-malade et de l'infirmière*, composée, comme la précédente,
de *cinq volumes*, en diffère cependant notablement.
Non seulement les cinq volumes ont été revus avec

le plus grand soin, mais encore ils ont été l'objet d'additions importantes.

Le TOME I : *Anatomie et Physiologie*, à été illustré de *cinq* nouvelles figures dues à M. le Dr P. Richer.

Le TOME II : *Administration et comptabilité hospitalières*, a été complété sur certains points, par M. Pinon qui, de plus, y a ajouté un *Appendice* très intéressant sur les *Noms des médecins, des savants, des bienfaiteurs de l'Assistance publique*, etc., qui ont été substitués, dans ces derniers temps, aux noms anciens inscrits à la porte des salles de malades.

Le TOME III : *Pansements*, a été considérablement augmenté (1). Nous citerons entre autres les articles sur les *Injections*, les *Affusions*, les *Emplâtres*, les *Cataplasmes*, les *Fumigations*, la *Camisole de force*, les *Appareils plâtrés et silicatés*, le *Pelvi-support*, les *Injections hypodermiques*, le *Cathétérisme*, les *Bains de vapeur donnés dans le lit*, la *Propreté des mains et des vêtements*, etc.

Le TOME IV : *Soins à donner aux femmes en couches et Petite pharmacie*, a été enrichi d'une partie nouvelle consacrée aux *Soins spéciaux à donner aux aliénés*.

Le TOME V : *Hygiène*, a été perfectionné en un grand nombre de passages.

Nous devons dire que nous avons illustré cette quatrième édition d'une *quinzaine* de figures nouvelles, et

1. Les additions sont dues pour la plupart à notre ami dévoué M. le D^r Ch.-H. Petit-Vendol.

que nous avons reproduit à titre de renseignement, en tête du premier volume, le *Programme de l'Enseignement* qui est donné dans les Écoles municipales d'infirmiers et d'infirmières et le *Budget spécial* de ces Écoles.

Nous avons été aidé dans ce travail par nos amis MM. Budin, Keraval, Ch.-H. Petit-Vendol, Pinon et Sollier : nous saisissons cette occasion pour les remercier de leur active collaboration.

24 *février* 1889.

BOURNEVILLE.

PROGRAMME DE L'ENSEIGNEMENT PROFESSIONNEL

SUIVI A BICÊTRE

A LA SALPÈTRIÈRE ET A LA PITIÉ.

I.

Cours d'Administration et Comptabilité hospitalières.

Première Leçon.

But des Écoles professionnelles des Infirmières. Importance que l'Administration y attache. Nécessité d'augmenter le nombre des hospitalières pour répondre aux besoins de l'Assistance publique. Pourquoi on a choisi les hospices de Bicêtre et de la Salpêtrière et l'hôpital de la Pitié pour y installer des Écoles d'Infirmières.

Historique des Écoles. — Crédits votés pour elles par le Conseil municipal et le Conseil général de la Seine.

De l'Administration de l'Assistance publique. — Le bien des pauvres. L'Hôtel-Dieu, le Bureau des Pauvres, le Grand Bureau. Commission hospitalière. Le Conseil général des hospices et la Commission administrative. Droit à l'assistance, inscrit dans la Constitution de 1848.

Loi du 10 janvier 1849. Conseil de surveillance et Directeur général. Parvis Notre-Dame et avenue Victoria.

Patrimoine hospitalier au début de la Révolution. Revenus actuels. Recettes d'ordre.

Le droit des pauvres, ordonnance royale du 25 janvier 1699. Ancien mode de perception dans les théâtres. Insuffisance des ressources normales de l'Assistance publique. Ecart comblé par la Ville de Paris.

Deuxième Leçon.

Les Établissements généraux. — La Boulangerie centrale, la Pharmacie centrale, la Filature des Indigents, le Magasin central, la Cave centrale, la Boucherie centrale et l'Approvisionnement général.

Les Bureaux de bienfaisance. — Population indigente de Paris. Rapport proportionnel. Loi du 7 frimaire an V ; un Bureau de bienfaisance par arrondissement. Personnel administratif, 12 zones par arrondissement. Inscription sur le contrôle. Secours temporaires, secours annuels, secours d'hospice. Ressources aléatoires. Subventions ordinaires, extraordinaires et en nature. Moyenne de secours prévus. Moyenne de secours distribués. Mission des bureaux de bienfaisance, 57 maisons de secours. Filles de la charité. Consultations gratuites, appareils orthopédiques, ordonnances. Substances réservées. La petite pharmacie.

Les secours extraordinaires. — Fondation Montyon, enquête, les visiteurs, 46 zones, loi du 24 vendémiaire an II, domicile de secours. Secours de route. Traitement des malades à domicile.

Troisième Leçon.

Les hôpitaux. — *L'ancien système.* — Origine probable ; l'hôtellerie devient hôpital. Plusieurs malades dans le même lit. 1.219 lits pour 3.418 malades. Entassement, malades moribonds, cadavres côte à côte. Bonnes intentions de Louis XVI. La Révolution remédie aux inconvénients signalés. 1814, abnégation des Parisiens, abattoirs inachevés convertis en hôpitaux. Baraquements à la Salpêtrière et à Saint-Louis. Ambulances volantes, exigences des alliés. Recherche des blessés, 129.551 malades et blessés.

Le choléra de 1832, brutalité de l'épidémie, panique, hôpitaux temporaires et ambulances. Dévouement du personnel des hôpitaux.

Le service des hôpitaux n'est plus en rapport avec la population de Paris : 17 hôpitaux, 10 hôpitaux généraux, 7 hôpitaux spéciaux, 8.981 lits. Paris et Londres.

Services généraux. — Mode d'admission. L'urgence, consultations gratuites, bains, le Bureau central, modification bienfaisante, salle d'attente. Extension raisonnée donnée au traitement à domicile. Bulletins de vacances envoyés par chaque hôpital. Mouvement annuel du service du Bureau central.

Quatrième Leçon.

Services généraux (suite). — Entrée à l'hôpital, le lit, le costume, bulletins signalétiques, égalité des soins, inégalité des milieux. Agrandissements successifs de l'Hôtel-Dieu. Encombrement, purification des salles, salles d'alternance, ventilation. Les préaux, la cuisine, isolement des services. Les six communautés hospitalières. Le jour de la visite, la fouille, les fraudes.

Services spéciaux. — Statistique, mortalité, l'Hôtel-Dieu et Lariboisière. La mortalité d'un hôpital est en raison du genre de population qui le fréquente. Enfants malades, gymnastique, l'école ; Saint-Louis, salle de bains ; Ivry, Vincennes, le Vésinet, la Maison municipale de santé.

Les Hospices. — Les Ménages, La Rochefoucauld, la Reconnaissance, Chardon-Lagache, Devillas, Saint-Michel, l'institution Sainte-Périne, l'hospice des Enfants-Assistés, Enfants à la campagne, Bicêtre, la Salpêtrière.

Des règlements d'administration générale. — Règlements d'administration générale, mesures d'ordre et de discipline intérieurs.

L'administration des établissements est basée sur la hiérarchie. De la hiérarchie en général; des devoirs et des droits du personnel servant.

Devoirs envers l'Administration, envers les supérieurs, envers les malades ou les infirmes, envers les collègues, envers soi-même.

Peines disciplinaires.

Droits : traitements en argent, prestations en nature, hautes payes, sorties de faveur, congés avec ou sans solde, retraite proportionnelle en argent ou en nature.

Allocation en argent supplémentaire à la retraite.

Cinquième Leçon.

De la comptabilité hospitalière. —Elle se divise en comptabilité en argent, comptabilité en matières.

L'économe est seul chargé de la comptabilité en argent, sous le contrôle du Directeur.

La comptabilité en matières embrasse toutes les opérations relatives aux recettes ou entrées en magasin, et aux dépenses ou sorties des denrées, objets de consommation, matières premières, etc.

Ces matières sont de natures diverses, la division des grands livres l'indique : leur provenance, établissements généraux, fournisseurs, adjudicataires.

Modifications apportées dans les attributions des économes par la création du Magasin central.

De la tenue des écritures en matières en ce qui concerne les malades, les vieillards, les aliénés : des services généraux, de la pharmacie, des magasins.

Des inventaires particuliers ; responsabilité des directeurs et des économes, cautionnements ; la responsabilité du personnel servant est nécessaire.

Quelques explications sur la situation du mobilier et sur le compte de gestion ; estimation en argent du matériel.

Sixième Leçon.

Des registres, livres, carnets. — Des registres, livres et carnets communs à tous les services, spéciaux aux divisions d'indigents, communs aux infirmeries et aux sections d'aliénés, spéciaux à l'infirmerie générale, spéciaux aux sections d'aliénés, spéciaux aux services généraux. Utilité de chacun d'eux.

Des états imprimés ; des feuilles de vivres, etc..., même groupement que pour les livres et carnets ; en quoi ils sont indispensables ; de la manière de les établir ; du cahier de visite.

Comptabilité pratique. Comment elle doit être enseignée avec fruit. De la participation des surveillantes et des gardes-magasins à cet enseignement.

I I.

Cours d'anatomie.

Première Leçon.

Qu'est-ce que l'anatomie? Quelle est la disposition générale du corps humain: des os, des jointures ou articulations; des muscles; du cœur et des vaisseaux; du cerveau; de la moelle épinière et des nerfs; des principaux viscères, foie, reins, etc. — Étude du squelette. — Vue d'ensemble d'un squelette. — De la colonne vertébrale ou rachis : De la vertèbre, le rachis est formé de la réunion des vertèbres. — Les différentes positions : Colonne cervicale, colonne dorsale et colonne lombaire. — Les courbures. — Canal servant à loger la moelle épinière, et [trous destinés au passage des nerfs.

Deuxième Leçon.

I. — Des os de la tête. — Division de la tête en crâne et en face. — 1° Os du crâne : Description des os de la voûte, et de leurs sutures; des espaces qu'ils laissent entre eux chez le fœtus ou fontanelles. — Disposition générale de la base du crâne; pièces osseuses qui en font la solidité; ouverture qui laisse passer la moelle épinière. — Trous de passage des vaisseaux qui vont au cerveau, et des nerfs qui en partent.

2° Os de la face : Os des mâchoires; maxillaire supérieur, maxillaire inférieur; alvéoles pour l'implantation des dents. Os des joues. Os du nez. Fosses nasales. Os des cavités des yeux. Parois de l'orbite.

II. — Des os du cou et du tronc. — 1° Os du cou, c'est-à-dire description de la colonne vertébrale au cou. Ses rapports avec l'œsophage, la trachée et les gros vaisseaux.

2° Os du tronc, c'est-à-dire : Thorax, colonne lombaire et bassin.

— *a*) Thorax. — Des côtes ; comment elles forment la cage thoracique avec le sternum et la colonne vertébrale ; quels sont les principaux organes contenus dans le thorax ou poitrine. — *b*) Colonne lombaire : Comment elle sert d'appui aux viscères abdominaux. — *c*) Bassin. C'est un anneau osseux formé de trois os : Le sacrum et les deux os iliaques. Explication de ce qu'on appelle le grand et le petit bassin, le détroit supérieur, le détroit inférieur, les fosses iliaques, le promontoire, le pubis, l'ischion, le sacrum et le coccyx.

Troisième Leçon.

Os des membres et leurs articulations.

A. — Os du membre supérieur. — 1° Dans le bras se trouve un seul os, l'humérus ; son corps est allongé et triangulaire ; comment la tête s'articule avec l'omoplate. Qu'est-ce que l'omoplate ? Qu'est-ce que la clavicule ? — Disposition de l'extrémité inférieure de l'humérus. — 2° Dans l'avant-bras, deux os ; le radius et le cubitus. — Comment ces deux os se comportent en haut avec l'humérus et en bas avec les os du poignet. — 3° Os du poignet ou os du carpe. C'est un massif osseux. — 4° Os de la main. — Dans la paume, les métacarpiens. — Les doigts sont composés de trois phalanges.

B. — Disposition des principales articulations du membre supérieur : articulation de l'épaule, du coude, du poignet et des doigts. — Mouvements qui peuvent être exécutés normalement au niveau des articulations.

C. — Os du membre inférieur. — 1° Dans la cuisse, le fémur ; la tête est formée d'une sphère arrondie, qui se loge dans la cavité de l'os iliaque ; son corps est cylindrique et recourbé ; il se termine par deux saillies osseuses ou condyles qui reposent sur le tibia. — 2° Dans la jambe : deux os, le tibia et le péroné. Le tibia est prismatique et présente deux plateaux à son extrémité supérieure pour supporter le fémur ; en bas, il s'élargit pour s'appuyer sur les os du pied. — Le péroné est un long os très grêle, situé en dehors du tibia. — Qu'est-ce que les malléoles ou chevilles ? — 3° Des os du pied. — Des os du tarse, du métatarse et des orteils. — Le calcanéum et l'astragale. — Description de la voûte plantaire.

D. — Articulations du membre inférieur : Articulation de la hanche, du genou, du cou-de-pied. — Un mot sur les petites articulations du pied.

Quatrième Leçon.

Cœur et vaisseaux. — Artères. — Veines.

Du cœur, de l'aorte et des vaisseaux du poumon. — I. Cœur. Situation. Forme. Sa division en cœur droit et cœur gauche. Oreillettes. Ventricules. Sang rouge et sang noir. — Grande circulation. — Artère pulmonaire. — Artère aorte. — II. Vaisseaux de la tête et du cou. — Artères carotides primitives droite et gauche. Carotides externes et internes. — III. Vaisseaux du membre supérieur. — Sous-clavières. Artères axillaires. Humérales. Radiales. Cubitales. Veines axillaire, sous-clavière. Veine cave supérieure. Oreillette droite. — IV. Vaisseaux du membre inférieur. — Artères iliaques. Fémorales. — Veine saphène. — Veine cave inférieure.

Cinquième Leçon.

Système nerveux. — Des viscères. — Organe de la digestion. — Cerveau. Moelle. Nerfs. — Hémisphères. Circonvolutions. Pédoncules. Bulbe. Moelle. Canal vertébral. Nerfs.

Sens. — Vue. Yeux. Cornée. Pupille. Orbite. Paupières. Glandes lacrymales. — Ouïe. Oreilles. Pavillon. Conduits auditifs internes et externes. Tympan. — Odorat. — Goût. — Langue. — Toucher, Peau. — Viscères.

Organe de la digestion. — Bouche. — Pharynx. Œsophage. Estomac. Intestin grêle. Gros intestin. Rectum. Anus. — Foie. Bile. — Pancréas. — Organes supplémentaires. — Bouche. Langue. Luette. Amygdales. — Dents.

Sixième Leçon.

Organes de la respiration. — I. Larynx. Trachée. Grosses bronches. Poumons droit et gauche. Cage thoracique.

Organes génito-urinaires. — II. Reins. Forme. Situation. — Bassinets. — Uretères. — Vessie. Urèthre.

III.

Cours de physiologie.

Première Leçon.

Définitions. — Définition de la physiologie. — Ses rapports avec l'anatomie. — Définition de la vie. — Différence entre les animaux et les végétaux. — *Fonctions* : Les diverses fonctions et leurs organes. — Idée générale de la machine animale. — Elle est comparable à nos machines industrielles. — Elle brûle du combustible et produit du mouvement.

Combustions organiques. — Combustions lentes. — Combustions vives.

Combustion complète. — Toutes ces combustions sont identiques. Tout est dans une question de temps. — Fonctions de nutrition, de relation.

Fonctions de nutrition. *Digestion.* — *Division* : Phénomènes mécaniques, phénomènes chimiques. — De la faim et de la soif. — Leurs variations parmi les animaux, suivant la santé. — De l'inanition. — Sa durée possible.

Aliments. — De l'aliment complet, des aliments minéraux, animaux, végétaux. Aliments plastiques et aliments respiratoires. — Boissons dissolvantes et nutritives. — Du régime à l'état de santé, de maladie, de convalescence. — Hygiène des aliments. leur préparation.

Préhension des aliments, des boissons. — Utilité des lèvres, des narines. — Succion. — *Mastication* : Sa nécessité. — Usage des diverses *dents*. Leur sensibilité. — Des mouvements des mâchoires ; rôle des lèvres, des joues, de la langue dans la mastication.

Déglutition et ses trois temps. — Rôle du voile du palais et de l'épiglotte. — *Insalivation* : Glandes productrices de la salive. — Action des aliments et du système nerveux sur leur sécrétion. — Rôle chimique de la salive. — Alimentation par la sonde.

Digestion stomacale. — Mouvements de l'estomac. — Rôle du suc gastrique. — Pepsine et médicaments pepsinés. — Durée de la digestion stomacale.

Digestion intestinale. — Mouvements de l'intestin. — Durée. Action du suc pancréatique, de la bile, du suc intestinal. — Rôle des villosités. — Absorption intestinale. — *Diarrhée :* gaz intestinaux, défécation.

Deuxième Leçon.

De l'absorption. — *Définition :* Siège de l'absorption. — Les chylifères et leur découverte. — La *lymphe* et le *chyle.* — Absorption par les veines, par la peau. — Action des bains. — Rôle de l'épiderme. — Absorption de la strychnine par la peau d'une grenouille.

Circulation. — *Sang.* — Plasma. — Globules. — Sérum. Fibrine. — Coagulation. — Son utilité dans l'hémorrhagie. — Anémie. — Transfusion du sang. — Du sang *artériel* et du sang *veineux.* — Du *cœur.* — Idée générale de ses mouvements. — Choc du cœur. — Palpitations. — Syncope. — Cardiographie clinique (Expériences). — Jeu des valvules. — Bruit du cœur. — Auscultation.

Des artères. — Du pouls. — Sphygmographie au lit du malade (Expériences). — *Circulation capillaire :* Vue de la circulation au microscope (Expériences). — *Circulation veineuse :* Rôle des valvules. — Saignée. — Action du *système nerveux* et de la *respiration* sur la circulation. (Expériences). — Idée très générale de la circulation chez quelques animaux.

Troisième Leçon.

Respiration. — *Définition.* — *But.* — *Division.* — Phénomènes chimiques et mécaniques. — *De l'inspiration :* Action des côtes, du sternum, du diaphragme. — Mouvements du poumon, rôle de la plèvre.

De l'expiration. — Ses agents — Bruits respiratoires. — Auscultation. — Du hoquet, du rire, du vomissement, etc., etc. Idée générale de la *composition de l'air.* — Air expiré. —

Hygiène de la respiration. — Artérialisation du sang (Expériences). — Osmose des gaz (Expériences). — *Asphyxie* mécanique et chimique (Expériences). — Action du système nerveux. — Nœud vital. — Respiration par la peau (Expériences).

Idée très générale de la respiration aquatique.

Chaleur animale. — Température des animaux. — Animaux à sang froid. — Thermométrie dans les hôpitaux. — *Fièvre.* — Des climats.

Quatrième Leçon.

Sécrétions. — Définition. — *Glandes* : Leur structure générale. — Leurs conduits.— Sécrétions continues et intermittentes. — Influence du système nerveux.

Sécrétion urinaire. — Du rein, de l'uretère, de la vessie (rétention et incontinence d'urine). — *Urine* : Notions très élémentaires sur ce qu'elle contient. Influence de la sueur et des boissons sur sa quantité.

Diurétiques. — Substances et appareils que l'infirmière doit préparer pour la recherche du sucre, de l'albumine, de la bile.

Sécrétions cutanées. — De la sueur, de la sécrétion sébacée.

Sécrétions des muqueuses.

Fonctions de relation. — Nous recevons les impressions du monde extérieur et nous réagissons,

Organes des sens. — *Vue* : Idée générale de l'œil. — Chambre noire (Expériences). — Idée élémentaire de l'action d'une lentille. (Expériences). — *Cristallin*, cataracte. — *Iris.* — Vision des couleurs. — Expériences : projection du spectre solaire. — Daltonisme. — Achromatopsie (Expériences). — Myopie. — Presbytie. — Ophthalmoscope. — Stéréoscope. — Zootrope. — Illusions optiques (Expériences multiples). — Organes protecteurs de l'œil.

Cinquième Leçon.

Audition. — Description très sommaire de l'oreille externe et moyenne. — *Du son*, sa propagation, vibrations (Expériences multiples). — Rôle du tympan (Expériences), de la trompe, des osselets. — Hallucinations de l'ouïe. — Illusions. — Échos.

Olfaction. — Description. — Odeur. — Muqueuse pituitaire. — Olfaction chez certains animaux.

Goût. — Saveur. — Rôle de la langue, des lèvres , des joues. — Rapport du goût avec l'odorat.

Toucher. — Définition de la douleur. — De la peau, de ses papilles. — Illusions du toucher.

Phonation. — Larynx. — Trachée. — De la voix. — Son amplitude, sa tonalité. — De la gamme et des registres. — Étendue de la voix. — Voix de poitrine et voix de fausset.

De la parole et du langage articulé. — Voyelles, consonnes, syllabes, mots, langues. — De l'aphasie, de la mutité, de la surdi-mutité. — Du bégaiement.

Sixième Leçon.

Motilité. — Mouvements organiques. — Volontaires. — Involontaires. — Structure du muscle. — Contractilité volontaire, électrique (Expériences). — Gonflement des muscles — Action du curare. — Action du sang. — De la fatigue. — Fibres lisses. — Rigidité cadavérique. — Signes de la mort. — Du squelette, des leviers, du travail, de l'effort. — De la station, de la marche, de la course.

Innervation. — Idée générale. — Les centres nerveux : cerveau, moelle, ganglions. — Les nerfs. — Cellules et tubes. — Les courants nerveux. — Les racines de la moelle. — Actions réflexes. — Vitesse du courant nerveux. — Action des anesthésiques. — Paralysie. — Actions croisées, sympathiques. — Intelligence. — Instinct. — Sommeil.

Évolution de l'être : La vie, l'enfance, la jeunesse, l'âge mûr, la vieillesse, la mort.

IV.

Cours de pansements.

Première Leçon.

Des lits. — Quel est le meilleur lit pour les malades ? — De la manière de bien faire un lit. etc. — Quelles modifications on doit apporter suivant que le lit est destiné à un grand malade, fiévreux gâteux, blessé, amputé, aliéné, etc., etc. — Lits pour fractures. — De la manière de changer les différentes pièces de literie, draps, alèzes, etc., etc. — Comment on change un malade de lit.

Description des différents objets nécessaires pour les pansements. — Appareil, composition de l'appareil. — Coussins, instruments, trousses.

Deuxième Leçon.

Des linges qui servent aux pansements. — *Charpie* : Variétés, qualité : coton, ouate, étoupe, linges troués, fenêtrés.

Compresses : Longues, longuettes, triangulaires, graduées, fendues ; bandelettes découpées.

Bandes. — Longueur, largeur, manière de rouler une bande à un ou à deux globes. — Bandes sèches ou mouillées. — Bande de toile, de coton, de caoutchouc, etc.

Des liens, lacs. nœuds, toiles cirées, taffetas gommés, bassins, éponges, cerceaux, crachoirs, palettes, chaises percées, etc., etc.

Troisième Leçon.

Des médicaments topiques, solides, liquides ou gazeux. — Topiques mous. — Topiques solides.

Cautères. — Volant, permanent. — Pansement du cautère. — *Glace* : Usages à l'intérieur, à l'extérieur ; cataplasme de glace.

Quatrième Leçon.

Topiques liquides. — Pansement par imbibition. — Pansement par irrigation. — Surveillance, dangers.
Fomentations : Sèches ou humides. — *Liniments.* — *Onctions.* — *Embrocations.* — *Frictions.*

Cinquième Leçon.

Topiques liquides appliqués à l'intérieur, mais ne traversant pas le tube digestif. — *Collutoires* : Application. — *Hygiène de la bouche* chez les malades, à l'état de santé. — *Dentifrices.* — *Gargarismes.* — *Collyres* : Pulvérulents, liquides, gazeux. — Comment on écarte les paupières pour instiller ou insuffler un collyre. — *Compte-gouttes*, maniement.

Sixième Leçon.

Topiques liquides appliqués à l'intérieur, mais ne traversant pas le tube digestif (*suite*). —*Injections* : Liquides employés. —Injections vaginales, nasales, auriculaires, etc., dans un trajet fistuleux. — Des seringues, variétés. — Lavements simples, tièdes, médicamenteux, nutritifs ; quantité du liquide employé. — *Mode d'administration* : Irrigateurs, précautions, etc.

Septième Leçon.

Topiques mous. — *Cérats* simples, médicamenteux ; usages, mode d'emploi. — *Glycérine.* — *Glycérolés.* — *Pommades et onguents.* — Pommades mercurielle, épispastique, au calomel, au précipité rouge. — *Emplâtres.* — *Agglutinatifs* : Taffetas. — Diachylon. — Collodion. — Emploi. —Bandelettes imbriquées. —

Collodion, emploi. — *Cataplasmes* : Simples ou émollients· — Médicamenteux ou composés, froids ou chauds, etc. — Préparation, application.

Huitième Leçon.

Sinapismes. — Préparation. — Sinapismes Rigollot. — Application. — Lieux d'application. — Accidents. — Surveillance. — *Vésicatoires* : Substances vésicantes, préparation, forme, dimensions, application. — Durée de l'application. — Levée du vésicatoire, pansement. — Vésicatoire volant. — Vésicatoire permanent. — Vésicatoire morphiné. — *Frictions* sèches, humides.

Neuvième Leçon.

Des bandages. — Bandages simples, composés. — Application des bandes à un ou à deux globes. — Renversés. — Règles générales pour l'application des bandages. — Bandages simples, circulaires, obliques, spiraux. — Bandages croisés ou en huit de chiffre. — Spica de laine. — Bandage de la saignée, de l'entorse ; — monocle, binocle, chevêtre.

Dixième Leçon.

Bandages (suite). — *Bandages pleins*. — *Écharpes*. — Triangle, bonnet. — Bandages de corps. — *Bandages composés* en T. — Frondes. — Bandages carrés, lacés.
Camisole de force. — Application. — Manchon de force.
Appareils de fractures. — Attelles. — Gouttières. — *Appareil de Scultet* : Manière de le préparer. — Appareils plâtrés : préparation, surveillance.

Onzième Leçon.

Du séton. — Pansement.
De la saignée. — Rôle de l'infirmière, avant, pendant, après l'opération. — Objets à rassembler. — Pansement consécutif.
Des sangsues. — Application. — Différentes méthodes.

Surveillance. — Comment on peut les faire tomber. — Comment on arrête le sang. — Comment on en favorise l'écoulement. — Marche ultérieure des piqûres. — Accidents. — Comment on conserve les sangsues, comment on les fait dégorger.

Douzième Leçon.

Ventouses : Sèches. — Scarifiées. — Pose des ventouses. — Ventouses à pompe, à succion. — Ventouses Junod, précautions à prendre. — Différents modes de scarification.

Scarificateurs. — Mode d'application des ventouses scarifiées. — Pansement des scarifications.

Hémostase. — Substances et moyens hémostatiques. — Quelques notions sur les hémorrhagies, externes, internes. — Conduite de l'infirmière en face d'une hémorrhagie. — *Compression* digitale et mécanique.

Epistaxis. — *Hémoptysie.* — *Métrorrhagie.* — Moyens préventifs. — Premiers soins à donner.

Treizième Leçon.

De la température. — Thermomètres, de leur maniement : lecture. — Thermomètres à maxima. — Température axillaire de la main, dans le rectum, l'aisselle, le vagin.

Injections hypodermiques ou sous-cutanées. — Seringue de Pravaz. — Procédé opératoire. — Nature et dose des médicaments à injecter. — Régions où l'on pratique les injections. — Précautions. — Accidents.

Vaccination. — Rôle de l'infirmière, avant, pendant, après l'opération. — Surveillance. — Fausse vaccine. — *Manière de recueillir le vaccin* : Tubes capillaires. — Plaques. — Précautions.

Quatorzième Leçon.

Cathétérisme chez la femme, sondes. — Cathétérisme à découvert, sous les draps, précautions à prendre.

Des escarres. — Siège habituel. — Apparition de l'escarre. comment on la prévient, comment on la soigne.

Des bassins ; urinal.

Traitement de la gale ; frotte.

De la conduite à tenir envers les hystériques, les épileptiques, les aliénés. — En cas de tentative de suicide. — Des accès épileptiques et des attaques hystériques. — *Des convulsions* : De l'alimentation forcée. — Biberon de métal. — Sonde œsophagienne.

Hygiène de la chevelure. — Cosmétiques.

QUINZIÈME LEÇON.

Manières de toucher à un malade, de le déshabiller, de le coucher. — Conduite de l'infirmière à l'égard des nouveaux malades. — Précautions à prendre dans le pansement des plaies. — *Règles hygiéniques* : Propreté des mains, des instruments. — Examen de la gorge, de la poitrine. — Auscultation.

Examen au spéculum, dans le cabinet ou au lit du malade.

Anesthésie. — Rôle de l'infirmière. — Massage. — Rôle de l'infirmière pendant la visite du médecin : en médecine, en chirurgie.

SEIZIÈME LEÇON.

Des bains. — De l'hydrothérapie : Bains généraux, locaux. — Ablutions. — Lotions. — *Baignoires.* — Douches générales, locales. — Variétés. — Pédiluves. — Topiques gazeux, fumigations, pulvérisation. — Ether. — Chloroforme.

Bains et douches de vapeur.

Conduite morale de l'infirmière à l'égard des malades qu'elle aura à soigner.

DIX-SEPTIÈME LEÇON.

De quelques cas particuliers. — Des malades sans connaissance. — De l'ensevelissement des morts. — Des précautions à prendre dans quelques maladies ; érysipèle de la face, etc.

Des salles d'hôpital. — De la chambre des malades. — Altérations de l'air ; — leurs effets. — Ventilation. — Température. — Chauffage. — Propreté générale. — Considérations générales.

DIX-HUITIÈME LEÇON.

Méthode antiseptique. — Principe, but, moyens. — Application aux opérations, aux pansements.

De l'infirmière antiseptique. — Pansement de M. A. Guérin ; — pansement de Lister ; — Linges, instruments ; — Pulvérisation antiseptique.

V.

Cours d'hygiène.

Première Leçon.

Hygiène. — Définition. — But. — Ce qui différencie l'hygiène de la médecine. — Division en hygiène publique et hygiène privée.

Action, **sur la** santé de l'homme, des différents milieux qui l'environnent.

Air. — Composition. — Utilité de l'oxygène. — On ne peut vivre sans air. — Rôle de l'air dans l'acte de respiration et de la circulation. — Composition de l'air à la sortie du poumon. — Acide carbonique.— Ses effets (*Grotte du chien, vallée de Java*). — Air confiné (prisonniers, salles de cours, théâtres, etc.).

Pression atmosphérique. — Expériences montrant son action.— Elle s'exerce à toute la surface du corps. —Variations de pression. —Leurs effets.—Diminution de pression.— Habitations situées dans les régions élevées. — Augmentation de pression.—Vallées, mines.

Influence de la pureté de l'air sur la santé. — Rôle de l'air dans la nutrition. — Air des villes, des campagnes. — Air des plages maritimes.

Lumière. — Ses différentes sources. — Son influence sur la santé. — Mineurs. — Habitation obscure, sous-sols, arrière-boutiques, etc. — Maladies résultant du défaut de lumière.

Inconvénients et divers effets produits par l'excès de lumière.

Deuxième Leçon.

Chaleur. — Ses différentes sources. — Température du corps humain. — Causes qui augmentent la chaleur de l'homme. — Causes qui la diminuent. — Températures très élevées et très basses.

Chaleur naturelle ou cosmique. — Causes qui la font varier.— Latitude. — Altitude. — Climats chauds, tempérés, froids polaires. — Modifications de l'organisme dans les pays chauds. — Accidents produits par l'excès de la chaleur. — Coup de soleil. — Coup de chaleur. — Règles d'hygiène spéciales aux pays chauds.

Pays froids. — Effets produits par le froid sur l'organisme. — Accidents produits par le froid. — Mort par le froid, elle se produit de trois manières : refroidissement rapide et progressif de l'organisme; — refroidissement lent et continu de l'organisme; — refroidissement d'une partie du corps. — Congélation. — Précautions à prendre en cas de congélation d'un membre ou d'une partie du corps. — Circonstances qui favorisent l'action du froid. — Maladies des climats froids. — Règles d'hygiène spéciales aux pays froids.

TROISIÈME LEÇON.

Electricité. — Son influence sur la santé. — Temps orageux — Action des orages sur les douleurs et les maladies; — sur les épidémies. — Foudre. — Ses curieux effets. — Eclairs. — Précautions à prendre par les temps d'orage.

Vents. — Leur influence sur la santé. — Action sur la surface du corps. — Courants d'air. — Vents secs, glacés, brûlants, du désert. — Vents chargés de poussières, de miasmes, d'émanations pestilentielles. — Règles hygiéniques.

Endémies. — Pays marécageux. — Leur assainissement. — Fièvres des marais. — Goître — Crétinisme. — Pellagre. — Règles hygiéniques.

Epidémies. — Généralités sur les épidémies. — Action sur les épidémies des agents météorologiques; — de l'encombrement; — des miasmes. — Maladies infectieuses, contagieuses. — Vaccine et revaccination. — Rôle de l'hygiène dans les épidémies. — Règles hygiéniques.

QUATRIÈME LEÇON.

Habitation. — Habitations primitives. — Considérations générales sur les habitations.

Choix d'un emplacement. — Hauteurs. — Plaines. — Conditions individuelles. — Choix du sol. — Son immense importance. — Terrains marécageux, humides, argileux, sablonneux.

Exposition. — *Orientation.* — Elle varie avec les climats et la localité. — Effets du voisinage sur les habitations ; — ports de mer ; bois ; — fabriques, etc.

Construction de la maison. — Choix des matériaux. — Fondations. — Caves. — Sous-sols. — Murs. — Planchers. — Toits. — Servitudes et dépendances de la maison. — Eaux ménagères. — Latrines.

Air contenu dans les habitations. — Ses causes d'altération. — Règles hygiéniques. — Dimensions des chambres. — Chambres à coucher.

Ventilation. — Divers procédés. — Ventilation dans les hôpitaux.

Cinquième Leçon.

Chauffage. — Procédés employés dans les divers pays. — Appareils divers. — Ils se ramènent à trois grandes catégories. — Cheminée ; — ses avantages, ses inconvénients. — Poêles en fonte, en porcelaine, américains. — Clef des poêles ; — dangers qu'elle présente. — Calorifères à air chaud, à vapeur, à circulation d'eau chaude.

Combustibles. — Bois. — Charbon de bois. — Tourbe. — Houille. — Coke. — Gaz d'éclairage.

Eclairage. — Combustibles destinés à l'éclairage. — Suif. — Cice. — Résine. — Huiles grasses. — Lampes. — Huiles minérales ; — précautions que nécessite leur emploi — Gaz d'éclairage. — Fuites de gaz. — Explosions. — Précautions nécessitées par son emploi.

Vêtements. — Leur rôle et leur utilité. — Substances qui entrent dans leur confection. — Substances animales : laine, soie, fourrures, plumes. — Substances végétales : lin, coton, fil ou écorce de chanvre. — Influence de la couleur, de la teinture, du pouvoir conducteur de ces diverses substances.

Différentes parties du vêtement. — Coiffure. — Coiffure des enfants. — Coiffure de jour, de nuit. — Perruques.

Sixième Leçon.

Face. — Voilettes. — Passe-montagnes.
Cou. — Cravates ; — dangers d'une trop grande constriction.

Tronc. — Chemise de toile, de flanelle, de coton. — Utilité de renouveler très souvent le linge de corps. — Gilets de flanelle. — Caleçon. — Pantalon. — Gilet. — Habit. — Ceintures. — Gants. — Bas. — Chaussettes. — Chaussures. — Sabots.

Vêtements des dames. — Coiffures. — Robes. — Corset; ses inconvénients. — Jarretières. — Chaussures à hauts talons.

Lits. — Couvertures. — Couvre-pieds. — Edredons. — Matelas de laine, de crin, de plume. — Traversins. — Oreillers. — Draps de toile, de coton. — Paillasse. — Sommiers.

Septième Leçon.

Soins du corps. — Soins de propreté exigés par les différentes parties du corps. — Tête; — gourme et poux chez les enfants. — Yeux. — Oreilles. — Nez. — Soins particuliers à donner aux dents.

Bains. — Bains dans l'antiquité. — Bains froids : ils ne doivent pas être trop prolongés. — Bains de mer. — Ablutions. — Bains de vapeur. — Bains russes. — Douches.

Cosmétiques. — Leur composition. — Savons. — Poudres. — Dentifrices. — Huiles. — Pommades. — Teintures. — Eaux de toilette. — Dangers de certains cosmétiques.

Huitième Leçon.

Aliments. — Ils sont empruntés aux trois règnes de la nature. — Comment la vie s'entretient. — Définition de l'aliment. — Aliment complet.

Transformation de l'aliment dans l'appareil digestif. — Digestion.

Aliments d'origine animale; — d'origine végétale; — d'origine minérale. — Différentes classifications des aliments.

Viande. — Étude de ces qualités, qui varient suivant : l'âge, les conditions de santé, le sexe, le travail et l'engraissement; — les parties du corps; l'espèce de l'animal.

Digestibilité des différentes viandes. — Bœuf. — Mouton. — Veau. — Porc. — Ladrerie et trichinose. — Viande de cheval. — Chiffre de consommation de viande dans les divers pays.

Mode de préparation des aliments. — Viande crue ; —'grillée ; — rôtie ; — en ragoût.

Neuvième Leçon.

Aliments (suite). — Bouillon ; — ses qualités nutritives. — Osmazone. — Préparation. — Divers bouillons : — de poulet ; — de veau ; — de grenouilles ; — de colimaçons. — Thé de bœuf. — Jus de viande. — Gélatine.
Gibiers.
Poissons. — Mollusques. — Crustacés. — Leur valeur nutritive. — Divers modes de préparation.
Lait. — Crème. — Beurre. — Fromage.
Œufs. — Qualités nutritives. — Conservation.
Aliments d'origine végétale. — Légumes. — Légumes herbacés. — Légumes secs. — Pommes de terre. — Champignons comestibles.

Dixième Leçon.

Aliments (suite). — Fruits. — Raisin. — Oranges. — Citrons — Fraises. — Framboises. — Groseilles. — Pommes et poires. — Abricots. — Pêches. — Melons. — Figues. — Noix. — Châtaignes.
Céréales. — Farine. — Fabrication du pain. — Diverses espèces de pain : leur valeur nutritive. — Farine d'orge ; — de seigle ; — d'avoine. — Maïs. — Riz.
Condiments. — Sel : il est indispensable à la nutrition. — Condiments acides : — vinaigre ; — verjus ; — citron. — Condiments sucrés : — sucre ; — miel. — Condiments gras. — Condiments aromatiques.
Conserves alimentaires. — Conservation des viandes. — Dessiccation. — Procédé Appert. — Boucanage. — Salage. — Divers procédés. — Conserves à l'huile.

Onzième Leçon.

Falsification des divers aliments. — Lait. — Beurre et huiles ; fécules.
Alimentation suivant les âges. — Conditions d'une bonne digestion.
Boissons. — Boissons aqueuses ; — fermentées ; — alcooliques ; — aromatiques.

Eau. — Ses diverses conditions : fraîcheur ; — limpidité ; — saveur ; — aération ; — pureté. — Conditions d'une eau potable· — Eaux de source ; — de pluie ; — de puits ; — de fleuve et de rivière. — Altération des eaux potables. — Eaux d'égouts. — Epuration et utilisation. — Moyens de corriger l'altération des eaux potables. — Distillation de l'eau de mer. — Conservation des eaux potables ; — grandes villes ; — navires.

Filtres. — Diverses variétés.

Règles hygiéniques pour l'eau prise en boissons.

Douzième Leçon.

Boissons fermentées. — *Vin.* — Composition. — Fabrication. — Qualité des vins. — Diverses espèces de vins. — Vins secs ; — sucrés ; — astringents ; — acides ; — mousseux.

Altération et falsification des vins.

Rôle du vin dans l'alimentation. — Règles hygiéniques.

Cidres. — Poirés. — Composition. — Fabrication. — Diverses variétés. — Altérations et falsifications. — Valeur hygiénique comme boisson alimentaire.

Bières. — Consommation à Paris. — Valeur hygiénique. — Composition. — Fabrication. — Altération et falsification.

Spiritueux et liqueurs. — Tafia. — Rhum. — Alcool. — Eau-de-vie. — Alcoolisme et ses dangers. — Rôle de l'alcool dans l'alimentation.

Boissons aromatiques. — Café. — Thé. — Chocolat.

VI.

Cours
sur les Soins à donner aux femmes en couches
et aux enfants nouveau-nés.

Première Leçon.

Soins à donner aux femmes en travail. — Signes indiquant le début du travail : précautions à prendre, chevelure, garde-robes.— Préparer tout ce qui est nécessaire pour la femme. — Lit pour l'accouchement : lit de sangle, lit de misère. — Manière dont on prépare actuellement le lit : lit définitif : garniture provisoire.

Préparer tout ce qui est nécessaire pour l'accoucheur. — Serviettes, corps gras, eau chaude, eau froide, etc.

Préparer tout ce qui est nécessaire pour l'enfant. — Fil pour la ligature du cordon. — Ciseaux. — Bain.

Rôle de l'infirmière pendant le travail ; devoirs moraux. — Rôle de l'infirmière pendant l'accouchement simple. — Rôle de l'infirmière pendant l'accouchement opératoire : préparatifs nécessaires quand le médecin doit faire une application de forceps, une version, etc.

Deuxième Leçon.

Soins à donner aux femmes en travail (suite). — Rôle de l'infirmière si par hasard l'accouchement avait lieu avant l'arrivée du médecin. — Lier le cordon : après 4 ou 5 minutes le couper au delà de la ligature. — Ne jamais essayer de faire la délivrance. — Si le médecin a fait l'accouchement, préparer un vase propre pour recevoir l'arrière-faix.

Soins à donner à la femme aussitôt après l'accouchement. — Toilette des organes génitaux. — Manière de préparer et de placer le bassin. — Enlever la garniture provisoire du lit et achever le lit définitif. — Précautions qu'on doit prendre en

b.

changeant la chemise et la camisole de la femme. — Garnir les organes génitaux. — Bandage abdominal. — La tranquillité la plus absolue doit ensuite régner dans la chambre de l'accouchée.

Troisième Leçon.

Soins à donner aux nouveau-nés. — Enlever l'enduit cébacé. — Bain.

Ligature définitive du cordon. — Précautions à prendre. — Pansement du cordon.

Habillement de l'enfant.

Alimentation de l'enfant. — Précautions à prendre lorsqu'on le met au sein. On doit, lorsque l'enfant est mis dans son berceau, le placer sur le côté. — L'enfant ne doit jamais être couché avec la mère.

Bains journaliers — Nécessité de tenir l'enfant très propre. — Importance des pesées. — Manière de les pratiquer.

Soins à donner aux femmes pendant les jours qui suivent l'accouchement. — Toilettes des organes génitaux. — Comment on procède au changement des linges, serviettes, alèzes. — Injections vaginales lorsqu'elles sont ordonnées. — Soins à donner aux seins. — Régime des accouchées. — L'infirmière doit exécuter scrupuleusement les ordres du médecin, mais elle ne doit jamais rien conseiller elle-même.

VII.

Cours de petite pharmacie.

Première Leçon.

Définition de la pharmacie. — Médicaments. — Définition du médicament. — Médicaments simples. — Médicaments composés. — Plan général du cours. — On insistera tout particulièrement sur les médicaments dont la préparation est confiée à l'infirmière. — Pour les autres, on indiquera seulement le mode de conservation et d'administration. — Opérations pharmaceutiques. — *Choix.* — *Conservation.* — *Section.* — *Concassation.* — *Dissolution.*

Deuxième Leçon.

Opérations pharmaceutiques (suite). — *Macération.* — *Infusion.* — *Digestion.* — *Décoction.* — *Evaporation.* — *Expression.* — *Filtration.* — *Clarification.*

Troisième Leçon.

Rôle de l'infirmière et de la garde-malade. — Conduite qu'elles doivent tenir vis-à-vis du médecin et du pharmacien.

Administration des médicaments. — On suivra l'ordre alphabétique, et, pour chacun, on indiquera le mode de préparation (quand il est confié à la garde-malade), de conservation et d'administration.

Apozèmes. — *Décoction blanche de Sydenham.* — *Apozème de cousso et d'écorce de racines de grenadier.* — *Apozème d'oseille* ou *bouillon aux herbes.*

Bouillons. — Cataplasmes. — *Cataplasmes d'amidon, — de farine de lin, — de moutarde* ou *sinapismes. — Additions aux cataplasmes.*

Quatrième Leçon.

Cérats. — Collutoires. — *Collutoire boraté. —* Collyres. — *Liquides, — mous, — secs.* — Emplatres. — *Emplâtre de belladone. — de ciguë, — d'opium, — de poix de Bourgogne,—de thapsia. — Vésicatoire.*

Cinquième Leçon.

Emulsions. — *Looch. — Emulsion de jaune d'œuf ou de lait de poule. — Emulsion d'huile de ricin, — de scamonée.*
Fomentations. — *Fomentation émolliente, — de morelle, — de pavots, — de sureau, — de vinaigre.*
Fumigations. — *Gazeuses, — humides, — sèches.*
Gargarismes. — *Gargarisme adoucissant, — astringent.*
Gelées. — *Gelée simple, — de lichen.*
Huiles médicinales. — *Huile de croton, — de foie de morue, — de ricin.*

Sixième Leçon.

Injections. — *Uréthrales, — vaginales, — nasales, — auriculaires.*
Lavements. — *Lavement d'amidon, — émollient, — au chloral, — au chloroforme, —purgatif, — au miel, — laudanisé,* etc.
Liniments. — *Onction, — friction, — liniments divers.*
Liqueurs. — *Compte-goutte.*
Lotions, Mellites, Onguents, Opiats *et* Electuaires.
Pastilles. — *Pastilles de chlorate de potasse, — de kermès, d'ipécacuana.*
Pilules. — Bols. — Granules, Capsules, Perles, Cachets médicamenteux.

Septième Leçon.

Pommades, Onguents, Cérats, Glycérolés.
Pommade d'Helmerich, — au chloroforme, — citrinée, — mercurielle, stibiée. — Onguent de la mère, — digestif. — Cérat belladoné. — Glycérolé d'amidon.
Potions. — *Potion antivomitive de Rissère, — éthérée, — de Choppart, — au bismuth.*
Poudres. — Divers modes d'administration. — Précautions diverses
Pulpes. — *Pulpe de viande crue.*

Huitième Leçon.

Sirops. — *Sirop tartrique* ou *citrique, — de chloral, — d'éther, — d'iodure de fer.*
Mellites. — *Miel rosat.*
Sparadraps.
Sucs. — *Suc d'herbes.*
Suppositoires. — *Suppositoire de savon, — au miel.*
Teintures, Alcoolatures et Alcoolats. — *Teinture d'aloès, — de gentiane, — de noix vomique, — de digitale, — de quinquina. — Eau-de vie allemande. — Alcoolat de mélisse. — Alcoolat vulnéraire.*

Neuvième Leçon.

Tisanes. — *Détails généraux.* — Divers modes de préparation. — Tableau synoptique de la préparation des tisanes. — Additions aux tisanes.
— Vins. — *Vin chalybé, — de gentiane, — de quinquina, — diurétique.*

Dixième Leçon.

Renseignements sur l'administration de certains groupes de médicaments.
Fébrifuges. — Laxatifs. — Purgatifs. — Vomitifs.
Sangsues.

Conditions à remplir
pour l'obtention du diplôme.

Le diplôme n'est accordé qu'aux Elèves qui, après avoir suivi les cours, ont obtenu le minimum au moins dans l'une des trois compositions données sur chaque cours.

COURS	MAXIMUM des POINTS	MINIMUM des POINTS
Anatomie	20	10
Pansements.	25	15
Physiologie.	20	10
Administration	20	15
Hygiène.	20	15
Pharmacie.	20	15
Soins aux femmes en couches et aux nouveau-nés	20	15
Examen pratique.	30	15
TOTAUX.	175	115

Budget des Écoles municipales d'Infirmières de Paris.

I. — ÉCOLE DE LA SALPÊTRIÈRE.

		Francs.
Indemnités au personnel chargé des cours.		1.600
Cours d'administration (6 leçons)	300	
— d'anatomie (6 leçons)	200	
— de physiologie (6 leçons)	200	
— de pansements (18 leçons)	350	
— d'hygiène (12 leçons)	350	
— sur les soins à donner aux femmes en couches (3 leçons)	100	
— de petite pharmacie (10 leçons)	100	
Indemnités aux surveillantes chargées des exercices pratiques.		450
Imprimés, livres et fournitures de bureau		1.500 (1)
Récompenses, livrets de caisse d'épargne, etc.		1.500 (2)

II. — ÉCOLE DE BICÊTRE.

		Francs.
Indemnités au personnel chargé des cours		1.750
Cours d'administration	300	
— d'anatomie	225	
— de physiologie	225	
— de pansements	225	
— d'hygiène	450	
— sur les soins à donner aux femmes en couches (3)	»	
— de petite pharmacie	100	
Indemnités aux surveillantes chargés des exercices pratiques.		500

1. La plus grande partie de ces dépenses incombe à l'Ecole primaire.

2. Même remarque.

3. Ce cours a été fait jusqu'ici gratuitement par les internes du service de M. Bourneville.

Imprimés, livres et fournitures de bureau   960
Récompenses et livrets 1.790 (1)

III. — ÉCOLE DE LA PITIÉ.

Indemnités au personnel chargé des cours 1.750
Cours d'administration   200
   —   d'anatomie.   200
   —   de physiologie.   200
   —   de pansements.   350
   —   d'hygiène.   300
   —   sur les soins à donner aux femmes en
      couches.   100
   —   petite pharmacie.   100
Indemnités à un professeur suppléant.   250
Indemnités aux surveillants chargés des exercices
  pratiques.   650
Imprimés, livres et fournitures de bureau. 1.000
Récompenses et livrets 800 (2)

Le *Directeur d'enseignement* n'a jamais eu aucune indemnité
(1878-1889).

1. Ces deux derniers crédits sont affectés en grande partie à
l'enseignement primaire.

2. Ces crédits sont inférieurs à ceux de Bicêtre et de la Salpêtrière, parce qu'il n'y a pas d'école primaire à la Pitié.

PREMIÈRE PARTIE

Anatomie

CHAPITRE PREMIER.

De l'anatomie. — Disposition générale du corps humain.

I.— Qu'est-ce que l'anatomie ?—L'*anatomie humaine* a pour but l'étude de la structure du corps humain. Elle nous fait connaître tous nos organes et les *rapports* qu'ils ont les uns avec les autres. Le *corps humain* est, en effet, composé de *parties* ou *organes* divers qui jouent chacun leur rôle dans son fonctionnement : ainsi l'*œil*, le *nez*, le *bras*, la *jambe*, le *poumon*, le *cœur*, le *foie*, etc., sont des *organes*.

Si l'anatomie étudie la structure des organes *sur le cadavre*, c'est-à-dire *morts*, la physiologie recherche comment ils fonctionnent *pendant la vie*. On peut comparer l'*anatomiste* au mécanicien, qui étudie une machine au repos, en démontant les rouages les uns après les autres, et en regardant la manière dont ils s'engrènent ; le *physiologiste*, au contraire, examinerait la machine en mouvement et chercherait à se rendre compte des causes qui la font mouvoir. Le corps humain est une machine très délicate et très perfectionnée dans tous ses détails. Il importe beaucoup aux gardes-malades, aux infirmières, aux mères de famille d'en connaître les principales dispositions, afin de bien comprendre les indications du médecin, d'exécuter rigoureusement ses ordres, en un mot de pouvoir donner aux malades des soins avec prudence, douceur et intelligence.

II. — Disposition générale du corps humain. — Le corps humain est *formé* :

1° D'une *charpente osseuse*, qui soutient et protège ses organes ; les différentes pièces de cette charpente sont mobiles les unes sur les autres au niveau des *jointures* ou *articulations;* — 2° De *muscles*, qui servent, en se contractant, à mouvoir les os les uns sur les autres ; — 3° D'organes internes ou de *viscères*, tels que le *cerveau*, le *poumon*, le *foie*, le *cœur*, l'*estomac*, etc., qui occupent les *cavités*, connues sous les noms suivants : *crâne, poitrine, abdomen* ou *ventre*, etc.; — 4° De *vaisseaux* ou canaux qui, du cœur, vont porter le sang dans tous les organes, pour le ramener ensuite au cœur ; — 5° De *centres nerveux*, le *cerveau* et la *moelle*, d'où partent les *nerfs* qui vont porter les ordres de la volonté aux muscles et commandent le *mouvement*, la *parole*, etc. ; d'autres nerfs se rendent aux centres nerveux et leur transmettent les *impressions* subies aux extrémités ; — 6° De *téguments*, c'est-à-dire de membranes de revêtement : la *peau*, ou *tégument externe*, qui recouvre la surface du corps, et les *muqueuses* ou *téguments internes*, qui tapissent les parois internes de tous les organes creux en communication plus ou moins directe avec l'extérieur (muqueuse nasale, muqueuse buccale, muqueuse des voies respiratoires, muqueuse des voies digestives, etc.).

Nous commencerons par étudier la *charpente osseuse* ou *squelette*, et les *articulations*. Nous donneron ensuite des notions générales sur les principaux organes, sur les *membres*, les *viscères*, les *vaisseaux* les *nerfs*, etc.

CHAPITRE II.

Du squelette ou des os du corps humain.

On donne le nom de *squelette* à l'ensemble des *os* du corps humain, ayant conservé leur disposition réciproque, soit par suite de la dessiccation de leurs ligaments naturels après qu'on a enlevé les *chairs* ou *parties molles,* soit qu'on ait artificiellement, à l'aide de pièces de métal ou de charnières, monté les différents os dans leur ordre réel.

Un *squelette* présente la disposition générale suivante (*Fig.* 1, page 7). Au *centre* et en *arrière* du corps, on trouve une *colonne* de sustentation ou de soutien, la *colonne vertébrale* ou *rachis* (*Fig.* 1, n°s 9, 10, 11). — En *haut,* la colonne vertébrale supporte la *tête* (*Fig.* 1, n°s 1 à 8); — en *bas,* elle se termine par une extrémité en forme de coin, le *sacrum* (*Fig.* 1, n° 12), qui s'enclave dans une sorte d'anneau ou de ceinture osseuse, le *bassin* (*Fig.* 1, n°s 12 et 15).

Sur les côtés, la colonne vertébrale supporte les *côtes* (*Fig.* 1, n° 13), et le *sternum* (*Fig.* 1, n° 14) qui, par leur réunion, constituent la *cage thoracique* ou *thorax,* ou encore, les *os de la poitrine.*

A la partie supérieure du thorax et en arrière, se voient deux os aplatis disposés comme deux ailes osseuses, ce sont les *omoplates* ou *os des épaules* (*Fig.* 1, n° 17); ils prennent un point d'appui sur le *sternum,* par l'intermédiaire d'un os en forme d'S, la *clavicule*

(*Fig.* 1, n° 16). — C'est à l'omoplate que s'attache l'os du bras, l'*humérus* (*Fig.* 1, n° 18) ; les autres os du membre supérieur sont : le *radius* (*Fig.* 1, n° 20) et le *cubitus* (*Fig.* 1, n° 19), pour l'*avant-bras* ; — le *carpe* pour le *poignet* (*Fig.*1, n° 21) et la *main* (*Fig.* 1, n°s 22 et 23).

Les membres inférieurs supportent toute la partie supérieure du corps ; les *fémurs* (*Fig.* 1, n° 24 ou os de la cuisse soutiennent le *bassin* (*Fig.* 1, n°s 12 et 15); ils sont à leur tour supportés par les deux os de la jambe, le *tibia* (*Fig.* 1, n° 26) et le *péroné* (*Fig.* 1, n° 27); et, enfin, la transmission jusqu'au sol a lieu par l'intermédiaire du *pied* (*Fig.* 1, n°s 28, 29, 30).

Tel est l'ensemble du squelette humain ; il nous faut, maintenant, entrer dans le détail des principales pièces qui le composent.

ARTICLE PREMIER. — De la colonne vertébrale ou rachis.

La *colonne vertébrale* (*Fig.* 1, n°s 9, 10, 11) est formée de petits os mobiles les uns sur les autres, qu'on appelle les *vertèbres* (*Fig.* 2). Une vertèbre comprend les parties suivantes :

1° *Un corps*, plus ou moins régulièrement cylindrique qui, par sa face supérieure, plane, s'articule avec

Fig. 1.

1. Le frontal.	16. Les 2 clavicules.
2. Le pariétal.	17. Les 2 omoplates.
3. Le temporal.	18. L'humérus.
4. L'orbite.	19. Le cubitus.
5. Les os du nez.	20. Le radius.
6. L'os malaire	21. Les 7 os du carpe.
7. Le maxillaire supérieur.	22. Les os du métacarpe.
8. Le maxillaire inférieur.	23. Les phalanges.
9. Les 7 vertèbres cervicales.	24. Le fémur.
10. Les 12 vertèbres dorsales.	25. La rotule.
11. Les 5 vertèbres lombaires.	26. Le tibia.
12. Le sacrum.	27. Le péroné.
13. Les 24 côtes : 12 de chaq. côté.	28. Les os du tarse.
14. Le sternum.	29. Les 5 métatarsiens.
15. Les 2 os iliaques.	30. Les orteils.

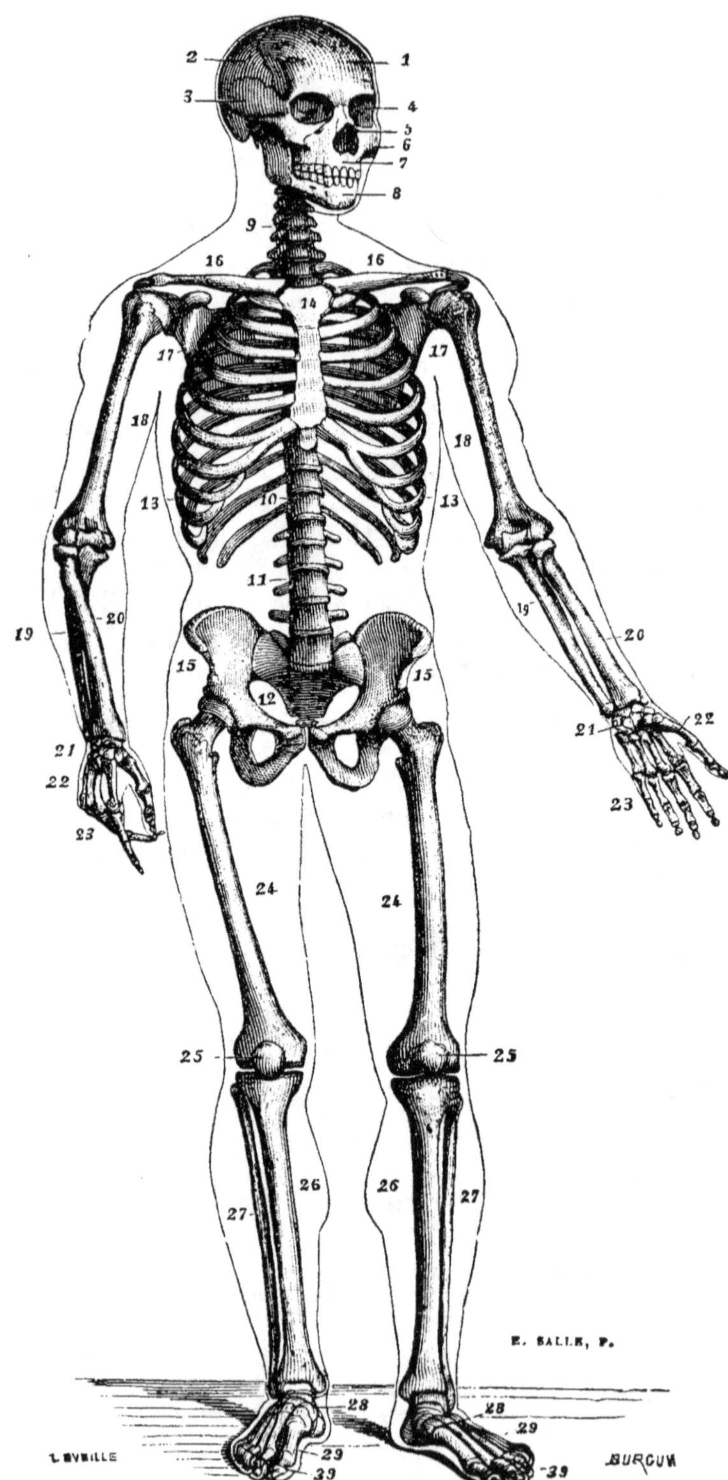

L'EVEILLE
E. SALLE, P.
BURGUN

la vertèbre qui est au-dessus, et, par sa face inférieure, s'articule avec la vertèbre qui est au-dessous ; sa surface convexe se voit en avant au cou, dans le thorax, ou dans l'abdomen (*Fig.* 2, C.).

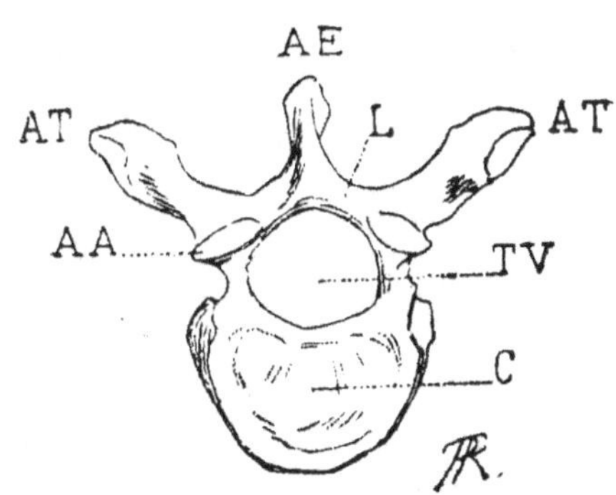

Fig. 2. — Cette figure représente une vertèbre cervicale. — C, corps de la vertèbre. — AA, apophyse articulaire. — AT, apophyse transverse. — AE, apophyse épineuse. — L, lame vertébrale.

2° Un *anneau osseux postérieur* ; deux *lames osseuses* partant de la face postérieure du corps circonscrivent cet anneau ; elles se réunissent en arrière, où elles se prolongent plus ou moins loin pour constituer l'*apophyse épineuse*. Les anneaux des vertèbres, en se superposant, forment le *canal osseux*, dans lequel est logée la *moelle épinière*.

3° Sur les côtés, en haut et en bas, on remarque encore deux petites saillies osseuses, qui servent à articuler les vertèbres les unes avec les autres : ce sont les *apophyses articulaires* (*Fig.* 2, **A A**).

Les vertèbres, soudées les unes aux autres par les faces correspondantes de leur corps, au moyen d'un disque fibreux, constituent la colonne vertébrale. Cette colonne, appelée encore *rachis*, présente une *forme* et un aspect variables selon les régions où on la considère. En avant, au *cou* (*Fig.* 1, n° 9), sa courbure a une convexité qui regarde en avant ; — au *dos* (*Fig.* 1, n° 10), dans le thorax (ou poitrine), elle décrit une courbe dont la partie concave est en avant ; — en bas, elle s'est élargie, elle est convexe en avant, et elle prend le nom de *colonne lombaire* (*Fig.* 1, n° 11).

Ces trois courbures de la colonne vertébrale sont importantes à connaître pour l'infirmière, car, souvent, elle sera appelée à disposer, derrière le dos du malade, des coussins qui leur répondent, ou à modifier le lit pour remédier à des difformités de ces courbures. Lorsqu'on fléchit le tronc en avant, la saillie de la colonne vertébrale s'exagère en arrière, au niveau du dos ; si on le porte en arrière, le creux lombaire tend à augmenter.

Au *cou*, les vertèbres sont très mobiles les unes sur les autres, et la colonne peut s'infléchir en avant, en arrière, ou sur les côtés. De plus, elles tournent avec facilité les unes sur les autres, dans les mouvements de rotation de la tête et du cou. — Cette mobilité de la colonne vertébrale ne doit pas être mise en jeu avec violence : si on fléchissait trop brusquement ou trop fortement la tête en avant ou en arrière, on pourrait luxer (c'est-à-dire déplacer) une des vertèbres du cou ; celle-ci comprimerait la moelle épinière d'où pourrait résulter la mort subite ou tout au moins la paralysie chez celui qui serait victime de cet accident. Il y aurait pareil danger à tirer sur la tête d'un blessé pour le relever de terre, pour le dégager de dessous des décombres, ou pour le remonter dans son lit. On voit quelquefois des gens qui, par manière de plaisanterie et de tour de force, enlèvent un enfant par la tête ; cet exercice stupide, fût-il même exécuté sans surprise et sans brusquerie, est, sachez-le bien, aussi dangereux que les manœuvres que nous venons d'indiquer pour les condamner, et il est des enfants qu'il a tués raide.

ARTICLE II. — Des os de la tête,

Dans la *tête*, il faut distinguer : le *crâne* et la *face*.

Un plan oblique passant par la racine du nez et par le trou occipital, dont nous parlerons plus loin, sépare ces deux régions anatomiques. La partie située au-dessus de ce plan est le *crâne* ; la partie située au-dessous est la *face*.

I. — DU CRANE. — Le *crâne* (*Fig.* 1, 3 et 4) a la forme d'un ovoïde (1) creux, dans l'intérieur duquel est logé le *cerveau*. Sa *grosse extrémité* (*Fig.* 1, n° 2) est dirigée en arrière et porte le nom d'*occiput*. Sa *petite extrémité* est en avant, elle s'appelle le *front* (*Fig.* 1, n° 1). — La *partie supérieure* de l'ovoïde cranien est très convexe : c'est la *voûte du crâne*. — La *partie inférieure*, aplatie et très irrégulière, est la *base du crâne*. — Nous étudierons successivement la *voûte* et la *base du crâne*, telles qu'on les voit à l'extérieur ; puis, nous examinerons la disposition de la *cavité du crâne*.

A. VOUTE DU CRANE. — Le point culminant ou sommet de cette voute a reçu le nom de *bregma*. La voûte du crâne est parcourue par des *sutures*, qui sont la ligne d'union des différents os qui contribuent à la former. Ces sutures offrent la disposition suivante :

1° L'une occupe la ligne médiane et est dirigée d'avant en arrière : c'est la *suture inter-pariétale ;* elle

1. Mot qui signifie en forme d'œuf.

résulte de l'engrènement de deux os quadrilatères, convexes à l'extérieur, concaves à l'intérieur, occupant les parties latérales du crâne, les *deux pariétaux.* (*Fig.* 1, nº 2.)

2º En avant, cette suture vient rencontrer une autre suture, décrivant une demi-circonférence, dessinée

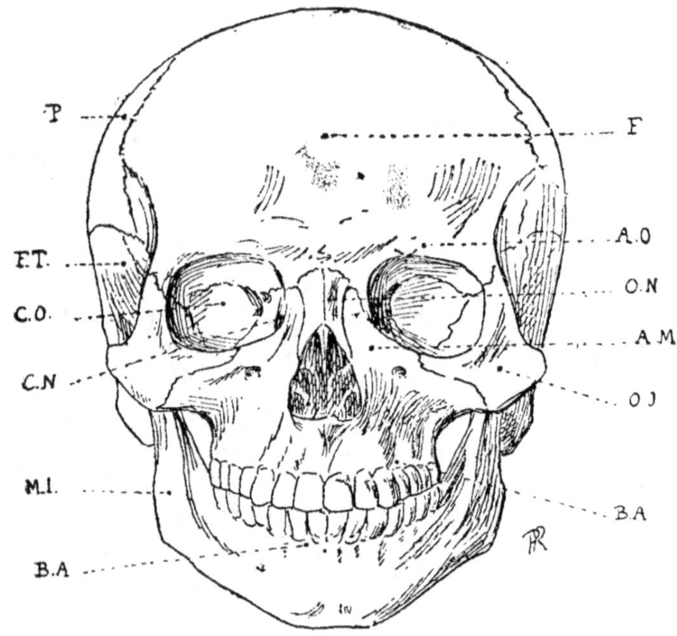

Fig. 3. — *Crâne vu de face.* — F, Os frontal. — A O, Arcade orbitaire. — P, Os pariétal. — O N, Os nasal. — F T, Fosse temporale. — C O, Cavité orbitaire. — O J, Os jugal. — A M, Apophyse montante du maxillaire supérieur. — M I, Maxillaire inférieur. — B A, B A, Bords alvéolaires des maxillaires.

par les bords du *frontal* ou *coronal.* (*Fig.* 1, nº 1.) Cet os constitue la partie antérieure de l'ovoïde cranien ; il comprend une portion convexe qui fait partie de la voute du crâne et forme le *front* proprement dit, et une partie perpendiculaire à la première, qui sera la *voûte de l'orbite*, sur laquelle nous reviendrons plus loin.

3° En arrière, la *suture médiane* du crâne se termine dans l'angle formé par deux autres sutures, qui résultent de l'engrène ment des bords postérieurs des *pariétaux* avec *l'occipital*. L'ensemble de ces trois sutu-

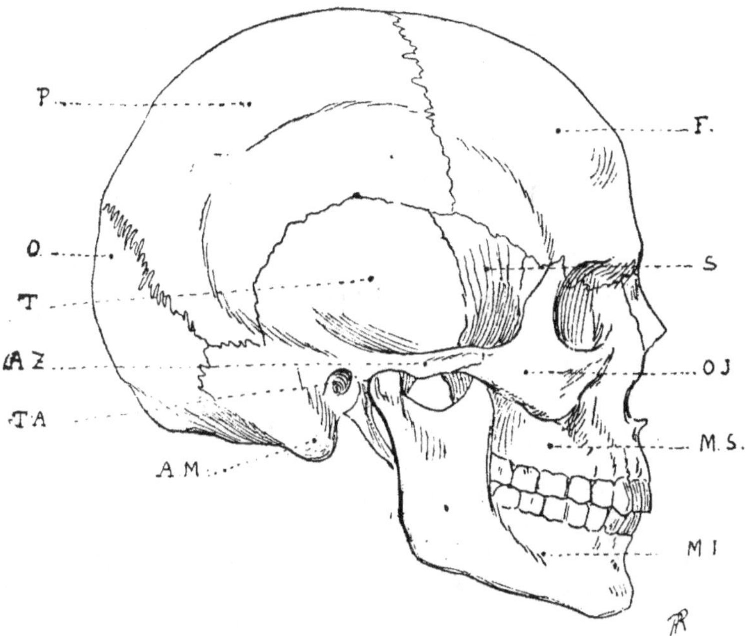

Fig. 4. — Crâne vu de profil. — F, Os frontal. — P, Os pariétal. — O, Os occipital. — T, Os temporal. — A Z, Arcade zygomatique. — T A, Trou auditif. — A M, Apophyse mastoïde. — S, Os sphénoïde.— O J, Os jugal. — M S, Maxillaire supérieur. — M I, Maxillaire inférieur.

res figure assez bien un V ou λ (*lambda* ou *l grec*), d'où le nom de *suture lambdoïde* (forme de lambda).

L'*occipital* compose la partie postérieure de l'ovoïde cranien. On peut comparer cet os à certains coquillages. Sa partie élargie appartient à la voûte du crâne, et son autre partie se recourbe en dessous, pour prendre part à la formation de la base.

4° Les *deux os pariétaux* (*Fig.* 1, n° 2) sont quadrilatères ; tandis que, par leurs bords supérieurs, ils s'engrènent entre eux sur la ligne médiane ; tandis que, par leurs bords antérieurs, ils répondent au *frontal*, et par leurs bords postérieurs à l'*occipital*, ils sont enclavés, sur les parties latérales, *à leurs bords inférieurs*, par un autre os, le *temporal* (*Fig.* 1, n° 3).

Le *temporal*, ou *os de la tempe*, a deux portions, l'une *écailleuse*, qui fait partie des côtés de la voûte et l'autre plus épaisse, plus solide et recourbée, qui appartient à la base du crâne. L'écaille du temporal est très mince, très fragile : un coup appliqué sur la tempe peut la rompre, et comme elle est en rapport à l'intérieur du crâne avec une artère volumineuse et avec le cerveau, la mort peut en être la conséquence.

La *voûte du crâne protège le cerveau* qui en occupe la *cavité* : un coup de violent peut l'enfoncer et faire pénétrer un fragment d'os dans le cerveau. Quelquefois, la blessure est moins apparente, mais elle n'en est pas moins grave : c'est une fissure qui se propage jusqu'à la base ; c'est ce que les chirurgiens appellent la *fracture de la base du crâne* (1).

Chez l'enfant à la naissance, la *voûte du crâne* est formée d'os très minces et très dépressibles. De plus, ces os ne sont pas engrénés entre eux : ils sont simplement unis par une membrane fibreuse. Dans les intervalles où les os ne sont pas soudés, existent des espaces où le cerveau n'est protégé que par cette

1. En présence d'un malade qui a reçu un coup sur la tête, ou est tombé sur la tête, l'infirmière doit examiner s'il y a un épanchement dans les yeux, s'il y a écoulement de sang ou d'eau par les oreilles ou les narines.

membrane : c'est à ces espaces qu'on a donné le nom de *fontanelles* (1). Les deux principales sont sur la ligne médiane : 1° L'antérieure et supérieure est située à la réunion des angles antérieurs et supérieurs des pariétaux et du coronal ; elle est quadrangulaire, carrée ; 2° la supérieure et postérieure est située à la réunion de l'occipital avec les angles postérieurs et inférieurs des pariétaux ; elle est triangulaire. Ces *fontanelles* servent aux *médecins accoucheurs* à reconnaître la position de l'enfant, quand il se présente par la tête. Non seulement les os de la voûte du crâne, chez l'enfant sont dépressibles, mais ils peuvent glisser les uns sur les autres : il faut donc, chez le jeune enfant, *éviter de trop serrer la tête*, car on pourrait la déformer ou comprimer le cerveau. Les fontanelles *ne sont complètement fermées*, chez l'enfant, que vers l'âge de deux ou trois ans.

Chez le vieillard, les os du crâne sont devenus très fragiles, et souvent se brisent comme le verre.

B. Base du crane. — La base du crâne est très irrégulière. La *partie postérieure* est creusée d'un trou, qui occupe la portion recourbée de l'occipital : c'est le *trou occipital* ; il laisse passer la *moelle épinière*, qui va du cerveau dans le canal du rachis ou colonne vertébrale. De chaque côté de ce trou se voient deux saillies (*condyles de l'occipital*), qui servent à *articuler le crâne avec l'atlas* ou *première vertèbre du rachis*. — La partie antérieure présente des prolongements nombreux qui s'enclavent dans les *os de la face*. — La partie moyenne offre, sur la ligne médiane, la partie la plus antérieure de la portion recourbée de l'occipital,

1. Vulgairement, et à tort, *fontaines*.

c'est l'*apophyse basilaire* (1). Plus en avant, on observe deux prolongements osseux qui descendent verticalement, et qu'il est utile de connaître pour comprendre plus tard la disposition des *cavités de la face* : ce sont les *apophyses ptérygoïdes* (2). Ces prolongements naissent d'un os enclavé entre tous les autres os du crâne, auquel on a donné le nom de *sphénoïde* (3).

De plus enfin, cette base du crâne est perforée de trous nombreux et importants qui servent à laisser passer les *gros vaisseaux* qui, du cou, vont au cerveau, et lui portent ou en ramènent le sang vers le cœur : c'est ainsi qu'on distingue les deux trous pour les *artères carotides* qui portent le sang au cerveau ; les deux trous pour les *veines jugulaires*, qui rapportent le sang du cerveau vers le cœur. Enfin un grand nombre d'autres trous plus petits donnent passage aux *nerfs* qui viennent des centres nerveux.

C. Cavité du crane. — Lorsqu'on divise un crâne en deux parties, en le sciant horizontalement de la racine du nez à l'occiput, tout ce qui est au-dessus du trait de scie est *la voûte* ou *la calotte* du crâne ; ce qui est au-dessous est *la base*. — La *voûte* est parcourue longitudinalement, suivant le plan médian, par un sillon qui loge une grosse veine, la *veine du sinus longitudinal supérieur*.

La *base* offre trois étages : le supérieur, qui répond à la *voûte de l'orbite* ; le moyen, situé plus bas et plus en arrière que le précédent, c'est *la fosse moyenne*. Au centre de cette fosse, on voit une dépression qui

1. On appelle *apophyse*, une éminence (ou excroissance) naturelle des os.
2. Ce mot signifie en forme d'*aile*.
3. Ce mot veut dire en forme de *coin*.

sert à loger la *glande pituitaire*, et en arrière une partie saillante qu'on a comparée à une selle et appelée la *selle turcique*. De chaque côté de la selle turcique se voient de nombreux trous, les uns laissant passer les *artères carotides*, les autres les *nerfs* qui vont du cerveau à la face et au cou.

La *fosse postérieure* loge le *cervelet*. A son centre est un large *trou ovale*, le *trou basilaire* ou *occipital*, par lequel la *moelle* vient se continuer avec le *cerveau*. Les gouttières qu'on remarque à la partie postérieure de l'occipital sont remplies par des grosses veines, qui descendent en bas et en avant pour se rendre dans la *jugulaire interne*, grosse veine qui rapporte le sang du cerveau. — Entre la fosse moyenne et la fosse postérieure, on voit une sorte de pyramide osseuse, *le rocher*, dans laquelle sont logés la plupart des organes de l'ouïe.

II. — De la face. — La *face* comprend les os qui forment la charpente du *nez*, des *cavités des yeux*, des *joues*, des *mâchoires*, etc...

1° *Os des mâchoires*. On leur donne les noms de *maxillaires supérieurs* et de *maxillaire inférieur*. — La *mâchoire supérieure* est constituée par les deux *maxillaires supérieurs* (*Fig.* 1, n° 7) unis sur la ligne médiane. Ces deux os, vus sur le squelette, offrent en avant une face convexe, qui correspond à la partie de la joue voisine du nez et des dents ; sur une saillie irrégulière de cette face vient s'engrener un os de la joue, *l'os malaire* ou l'os de la pommette (*Fig.* 1, n° 6) ; les deux maxillaires supérieurs laissent entre eux, sur la partie médiane, une échancrure, en forme de cœur de carte à jouer, sur le pourtour de laquelle s'attache le nez ; deux prolongements, ou *apophyses montantes*, dessinent cette échancrure, jusqu'à la racine du nez. Une autre face des maxillaires, la face supérieure, contribue à former l'*orbite*, ou *cavité de l'œil*. La face inférieure des maxillaires est destinée à servir de charpente à la *voûte du palais*, et offre un rebord très épais où sont creusées les *cavités* ou *alvéoles* des *dents*. — Les deux maxillaires supérieurs sont creux, et leurs cavités portent le nom *sinus maxillaires*.

La *mâchoire inférieure* est représentée sur le squelette par un os unique, le *maxillaire inférieur* (*Fig. 1, n° 8*), qui a la forme d'un fer à cheval; la partie moyenne correspond au *menton*; en arrière s'élève une branche montante, se terminant par une saillie ovoïde, appelée *condyle*, destinée à s'articuler avec la base du temporal : là se trouve l'*articulation temporo-maxillaire*. Dans les mouvements d'ouverture et de fermeture des mâchoires, le maxillaire seul se meut, en prenant un point d'appui dans cette cavité par l'intermédiaire de son condyle. Lorsqu'il y a luxation de la mâchoire inférieure, autrement dit, lorsque la mâchoire est démise, ou déboîtée, c'est que le condyle a abandonné sa cavité. Le bord supérieur du maxillaire inférieur est épais et creusé d'alvéoles comme le supérieur pour loger les dents. Dans un autre chapitre nous décrirons les dents.

2° *Os des joues.* La partie la plus saillante des joues, ou pommette, est formée par un os quadrilatère, l'*os malaire* (*Fig. 1*, n° 6). Cet os envoie en arrière un prolongement qui, en se réunissant à un autre prolongement venu du temporal, forme une sorte d'arcade nommée arcade zygomatique, sous laquelle passe le *muscle temporal.*

3° *Os du nez.* Les *apophyses montantes* des maxillaires

supérieurs, et deux petits os qui se fixent sur le frontal, les *os propres du nez* (*Fig.* 1, n° 5) constituent la partie osseuse du nez qui correspond à la face proprement dite ; le reste du nez est dessiné pas un cartilage et la peau. Vulgairement, on ne désigne guère sous le nom de *nez* que la partie saillante, que nous signalons en ce moment ; mais les deux maxillaires supérieurs laissent entre eux un espace assez large, qui constitue les cavités du nez ou *fosses nasales*. Celles-ci sont rendues irrégulières par des saillies osseuses, et même par de petits os, qui, en raison de leur forme singulière, ont reçu le nom de *cornets*. En arrière, les fosses nasales, divisées par une *cloison* en deux parties égales, communiquent par une ouverture quadrilatère avec le *pharynx* ou *arrière-gorge*. Lorsqu'on respire par le nez, la bouche étant fermée, ou lorsqu'on flaire une odeur, l'air s'engage par l'ouverture extérieure, se brise sur les saillies, et sort des fosses nasales par l'orifice postérieur, qui s'ouvre dans le pharynx.

4° *Os des cavités des yeux*. Les *cavités des yeux*, qu'on appelle *orbites* (*Fig.* 1,3 et 4),ont la forme d'une pyramide creuse, a quatre pans ou parois. La paroi supérieure est formée par le frontal, l'inférieure par l'os maxillaire supérieur, l'interne par un os spécial l'*os planum de l'ethmoïde*, l'externe par les malaires, et une partie du sphénoïde. Le rebord externe porte le nom de *rebord orbitaire*, et plus particulièrement, pour la partie supérieure, de *rebord sourcilier* ou du *sourcil*. Près du rebord interne ou nasal, est l'ouverture d'un canal, qui porte les larmes dans le nez, le *canal nasal*. Le fond de l'orbite est perforé de deux trous : l'un arrondi laisse passer le nerf de la vision, ou *nerf optique* qui vient du cerveau ; l'autre donne passage aux artères et aux veines qui vont à l'œil, et aussi à quelques nerfs, spécialement destinés aux muscles de cet organe.

ARTICLE III. — Des os du cou et du tronc.

1° Les *os du cou* ne sont représentés sur le squelette que par la partie correspondante de la colonne verté-brale (*Fig.* 1, n° 9). C'est cette colonne qui supporte tous les organes si nombreux et si importants de cette région. — Nous avons déjà insisté sur la mobilité des vertèbres du cou. qui sont au nombre de *sept*; c'est par la combinaison de leurs mouvements, peu étendus isolément, que se produisent la flexion, l'extension et la rotation du cou.

2° Le *tronc*, sur le squelette, comprend le *thorax*, la *colonne lombaire* et le *bassin*.

a) Le *thorax* (*Fig.* 1, n°s 13 et 14) est une sorte de *cage osseuse* dans laquelle sont logés des viscères importants : le *cœur*, les *poumons*, etc. — Il est formé, en arrière, de la colonne dorsale, composée de *douze vertèbres*, sur laquelle les *côtes*, qui représentent des arcs osseux (*Fig.* 1, n° 13), viennent prendre appui, tandis qu'en avant les côtes reposent, par l'intermé-diaire de *cartilages élastiques*, sur un os aplati et allongé, le *sternum* (*Fig.* 1, n° 14.) — Le *sternum* a été comparé à une épée antique, dont la partie supé-rieure serait le *manche* et l'inférieure la *pointe*. Le manche prête appui aux deux *clavicules* : la partie comprise entre celles-ci s'appelle la *fourchette du ster-num*. La pointe est libre et correspond chez le vivant au *creux de l'estomac*. Des parties latérales du sternum partent des cartilages, de plus en plus longs à mesure qu'on se porte plus bas; ils suspendent les côtes au sternum. — La *cage thoracique* ou *poitrine* est susceptible de s'agrandir ou de diminuer de volume : elle s'agrandit dans l'*inspiration*, par le fait de l'élévation des côtes ; elle diminue dans l'*expiration*, par le fait de leur abaissement. Un bandage de corps trop serré, appliqué à la base du thorax peut, surtout chez l'en-

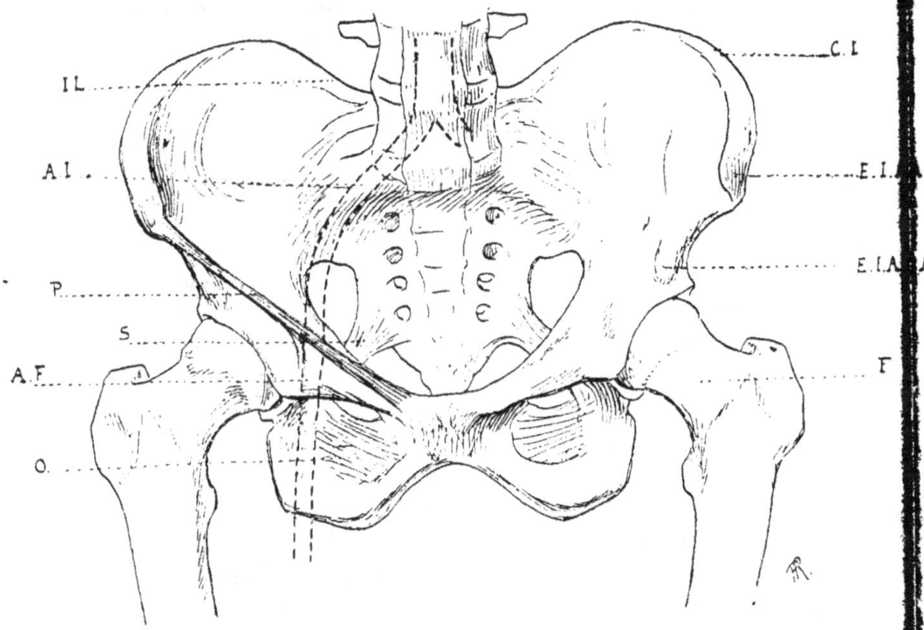

*Fig.*5. — *Bassin.* — Cl, Crête iliaque antérieure et supérieure. — EIAI, Épine iliaque antérieure et inférieure. — F. Fémur. — IL, Ligament iléo-lombaire. — P, Ligament de Poupard. — Ligament sciatique, — O, Membrane obturatrice. — AI, Artère iliaque externe tracée en pointillé. — AF, Artère fémorale suite de l'artère iliaque externe, également tracée en pointillé.

fant, gêner le mouvement du thorax, empêcher la respiration de s'accomplir et produire une asphyxie plus ou moins rapide.

b) La *colonne lombaire* (*Fig.* 1, n° 11) comprend cinq

vertèbres volumineuses dont le corps se voit en avant.

c) **Le** *bassin* est une sorte de ceinture ou d'anneau osseux qui termine le tronc. Il est *formé* par *trois os* seulement ; les deux *os coxaux iliaques* (*Fig.* 1 et 5), en avant et sur les côtés ; en arrière, un os, en forme de coin, qui pénètre entre les deux, *le sacrum* (*Fig.* 1, n° 12). L'anneau osseux, qui constitue le *bassin*, vu d'en haut et en dedans, présente, en arrière, une sorte de saillie appelée le *promontoire* ; c'est l'angle très accusé qui résulte de l'union de la dernière vertèbre lombaire avec le sacrum ; les deux faces internes des os iliaques forment les parois latérales ou *fosses iliaques internes*, en avant, la paroi du bassin n'existe pas: il y a une vaste échancrure. — Le promontoire et la crête située à la partie inférieure des fosses iliaques dessinent une sorte de rétrécissement de l'anneau osseux qu'on appelle le *détroit supérieur* du bassin. — La cavité située au-dessous de ce détroit est le *petit bassin* ; la concavité du sacrum en arrière, et une partie des os iliaques sur les côtés, en constituent les parois. — Le *petit bassin* se termine en bas par une ouverture représentant un cœur de carte à jouer ; c'est à cette ouverture qu'on a donné le nom de *détroit inférieur*. Il se voit bien surtout quand on regarde le bassin par *en bas* ; en arrière, un petit os, formé de disques osseux superposés ou petites vertèbres rudimentaires, se continuant avec le sacrum, fait saillie dans le détroit inférieur : c'est le *coccyx*. Les dimensions et la forme de ces deux détroits et du canal osseux que constitue le petit bassin ont une grande importance au point de vue des accouchements. Sur les côtés se voient deux portions volumineuses des os iliaques, proéminentes, par l'intermédiaire desquelles le poids du tronc est transmis au sol dans la station assise : ce sont les *ischions*.

La ceinture osseuse du bassin est très incomplète en avant ; en haut, elle est très échancrée ; en bas, elle forme une sorte d'arcade, l'*arcade pubienne*. Le *pubis* est la région où les deux os iliaques se soudent en avant. De chaque côté du pubis existent deux saillies osseuses qu'on appelle les *épines pubiennes*.

Le bassin est formé exclusivement sur les côtés par les os iliaques, dont la partie supérieure élargie prend le nom de *fosses iliaques externes*. Leur partie moyenne est creusée d'une cavité sphérique où vient se loger la *tête du fémur* ; cette cavité s'appelle la *cavité cotyloïde* (1) ; la partie inférieure est l'*ischion*. Le trou ovale, situé un peu en avant, est le *trou obturateur*.

ARTICLE IV. — Des os des membres et de leurs articulations.

A. Os et articulations du membre supérieur. — Le *membre supérieur* s'articule avec le tronc par l'intermédiaire d'un os aplati, l'*omoplate* ou *scapulum*, situé à la partie supérieure du thorax. Le membre supérieur est divisé en quatre segments : le *bras* qui contient l'*humérus* ; l'*avant-bras* qui renferme deux os, le *cubitus* et le *radius* ; les poignets, où est logé un massif osseux, le *carpe* : et la *main*, composée d'un grand nombre de petits os. — Il nous faut donner quelques détails sur chacun de ces os et leurs articulations.

1° *Omoplate* (*Fig*. 1, n° 17), C'est un os plat, de forme triangulaire, excavé à sa partie antérieure et appliqué sur la partie supérieure et postérieure du thorax. A l'aide de la clavicule, il prend point d'appui sur le sternum. A sa partie postérieure se voit une crête

1. *Cotyloïde*, en *forme de cavité profonde.*

oblique, qu'on peut sentir facilement sous la peau chez le vivant, c'est l'*épine de l'omoplate*, Elle limite sur la face postérieure de l'omoplate deux fosses : l'une, supérieure, la *fosse sus-épineuse*, l'autre inférieure, la *fosse sous-épineuse*. En haut, l'épine de l'omoplate se termine par une partie large et aplatie, l'*acromion*, qui, avec l'extrémité correspondante de la clavicule, contribue à former le *moignon de l'épaule*. L'angle externe et supérieur de l'omoplate porte une partie renflée et creusée d'une cavité peu profonde ; c'est la *cavité glénoïde* (1) *de l'omoplate*, qui s'articule avec l'*humérus*.

2° *Humérus* (*Fig.* 1, n° 18). L'*humérus* est l'os long qui forme la charpente du *bras*. Il présente une partie moyenne, à peu près cylindrique et régulière, qu'on appelle *corps* et une extrémité supérieure semblable à une sphère, c'est la *tête* de l'*humérus*, qui s'articule avec la cavité glénoïde de l'omoplate. Son extrémité inférieure est renflée transversalement et irrégulière, pour s'engrener avec les deux os de l'*avant-bras* et former l'*articulation du coude*. Les parties articulaires de cette extrémité inférieure ont les noms suivants, de dedans en dehors: 1° La *trochlée* (2), semblable à une poulie embrassée par le crochet du cubitus ; 2° la petite tête, ou *condyle*, sur laquelle roule le radius.

3° *Cubitus* (*Fig.* 1, n° 19). C'est l'os interne de l'*avant-bras*. Son corps est de forme prismatique et triangulaire. Son extrémité supérieure représente un crochet qui emboîte la trochlée ou poulie de l'humérus ; la partie postérieure du crochet qui forme le talon du coude est l'*olécrane* (3), et l'antérieure s'appelle *apophyse*

1. *Glénoïde* signifie en *forme de petite cavité*.
2. Du mot latin, *trochlea*, signifiant *poulie*.
3. De deux mots grecs signifiant *tête du coude*.

coronoïde (1). L'extrémité inférieure du *cubitus* a une petite tête arrondie qui fait partie de l'articulation du poignet.

4° *Radius* (*Fig.* 1, n° 20). C'est l'os externe de l'avant-bras. Son corps est prismatique. Son extrémité supérieure a la forme d'une *cupule* et roule sur le *condyle* de l'humérus. Son extrémité inférieure est élargie *transversalement*, volumineuse et s'articule avec le carpe,

5° *Carpe* (*Fig.* 1, n° 21). Le carpe est un massif osseux, composé de *huit* petits os cubiques, interposés entre le radius et le cubitus d'une part, et la main d'autre part ; ils occupent le *poignet*.

6° *Os de la main.* Cinq os longs, appliqués au carpe en haut, et se terminant en bas par de petites têtes arrondies, occupent la *paume de la main* : ce sont les *métacarpiens* (*Fig.* 1, n° 82). Les doigts de la main sont désignés sous les noms suivants : le *pouce*, ou premier doigt ; l'*index*, ou deuxième doigt ; le *médius*, ou troisième doigt ; l'*annulaire*, ou quatrième doigt ; et l'*auriculaire*, le petit doigt, ou cinquième doigt. Chacun d'eux, *excepté le pouce*, comprend dans son épaisseur trois petits os, qu'on appelle des *phalanges* (*Fig.* 1, n° 23) et qui ont reçu les noms suivants, en partant de la racine du doigt : *phalange*, *phalangine* et *phalangette* celle qui porte l'ongle. Le pouce n'a que deux phalanges.

Avant de décrire les *articulations* du membre supérieur, nous croyons utile de donner une *idée générale des articulations.*

1. En *forme de couronne.*

On appelle *articulation* l'union de deux ou plusieurs os entre eux. Les articulations du corps humain ont été classées en trois catégories, suivant leur degré de mobilité. Les unes sont constituées par un engainement, une soudure de deux ou plusieurs os entre eux, comme celles du crâne et de la face ; elles sont immobiles. D'autres articulations présentent une union un peu moins intime et moins rigide des os qui concourent à les former, de sorte que ces os peuvent jouer à leur niveau, mais dans des limites très restreintes ; exemple : les articulations des os du bassin entre eux, celles des corps vertébraux... D'autres enfin, — et ce sont de beaucoup les plus nombreuses et les plus importantes, — permettent aux os qui les composent des mouvements étendus et variés ; exemples : l'articulation de l'épaule, du genou, du poignet, etc... C'est seulement des articulations de cette catégorie, ou articulations mobiles, que nous nous occuperons ici, pour vous donner très sommairement une idée générale de leur disposition.

Les extrémités osseuses destinées à se mouvoir ainsi l'une sur l'autre sont recouvertes d'une substance élastique, d'un blanc nacré, très poli, que l'on appelle *cartilage articulaire*. Elles sont maintenues dans leurs rapports réciproques par des *ligaments* qui vont du pourtour de l'une au pourtour de l'autre ; tantôt ces ligaments forment autour de l'articulation un manchon complet (*capsule articulaire*); tantôt les fibres ligamenteuses se groupent en faisceaux distincts sur divers points de la circonférence de la jointure, tandis qu'elles font défaut en se réduisant à une faible épaisseur dans les intervalles de ces faisceaux. La face interne du manchon ligamenteux, complet ou incomplet, constitué de la sorte autour des extrémités osseuses, est tapissée par une membrane séreuse, fine

2

et lisse, la *synoviale*, qui sécrète un liquide onctueux destiné à favoriser les glissements des surfaces articulaires. Ce liquide, qui remplit là le même rôle que l'huile dans les rouages d'une machine, porte le nom de *synovie*; longue, sous une influence quelconque, la sécrétion de cette synovie devient surabondante, la cavité articulaire se distend, et il se produit ce que l'on appelle une *hydarthrose* (1).

Nous avons dit que les extrémités osseuses sont maintenues en contact par des ligaments ; mais les muscles et les tendons voisins ont aussi leur rôle dans la fixation des éléments de la jointure, et si, dans certaines articulations, les ligaments seuls suffisent à assurer une étroite application des surfaces articulaires, sans que l'action musculaire y concoure autrement qu'à titre accessoire, il en est d'autres dans lesquelles les os, réunis seulement par une capsule faible et lâche, ne conservent leurs rapports normaux que grâce à l'action, au soutien des muscles qui les entourent. L'épaule est le type de ces articulations lâches et cette lâcheté est l'une des raisons qui expliquent pourquoi elle se luxe (se déboite) si fréquemment.

7° *Articulations du membre supérieur.* — *a) Articulation de l'épaule (scapulo-humérale).* — La cavité glénoïde de l'omoplate d'une part, et de l'autre le tête de l'humérus, sont les deux parties osseuses de cette articulation. Elles sont unies par une *capsule* fibreuse (ou *manchon*) qui les enveloppe toutes les deux. La *sphère*, représentée par la tête de l'humérus, roule dans tous les sens sur la cavité glénoïde. Il en résulte que le bras peut s'élever, s'abaisser, se porter en dedans ou en dehors, exécuter ce qu'on appelle le mouvement de *cir-*

---

1. Mot à mot : épanchement d'eau dans l'articulation.

cumduction, mouvement dans lequel l'autre extrémité de l'humérus et la main décrivent un cercle ; et, enfin tourner sur lui-même, *rotation* ; les mouvements sont faciles et étendus, mais, comme la tête de l'humérus est volumineuse, elle sort facilement de la cavité glé-noïde sous l'influence d'une violence extérieure ; la capsule fibreuse se déchire, et il en résulte ce qu'on appelle une *luxation de l'épaule*.

b) *Articulation du coude*. — Le *crochet du cubitus* emboîte la *trochlée*, ou poulie de l'*humérus* en dedans ; et en dehors la cupule du *radius* glisse sur le condyle de l'humérus. Des *ligaments* ou *liens fibreux* unissent les trois os. Les seuls mouvements possibles dans l'articulation du coude sont la *flexion* et l'*extension* de l'avant-bras sur le bras, et les mouvement de *pronation* et de *supination*. — On appelle *supination* le mouvement dans lequel la paume de la main regarde en avant, et *pronation* le mouvement dans lequel elle regarde en arrière (1). Ces deux mouvement sont le résultat de la rotation du radius sur son axe longitudinal ; dans la pronation, cet os se croise en bas avec le cubitus ; dans la supination, il reste à côté de lui. Dans ces deux mouvements, la *cupule radiale*, tourne sur elle-même, au niveau du condyle huméral. Ces divers mouvements sont utiles à connaître pour l'infirmière, car le chirurgien peut lui recommander de maintenir ou de placer l'avant-bras dans une de ces attitudes.

c) *Articulation du poignet*. — La partie élargie du radius, la petite tête du cubibus d'une part, et de l'autre

---

1. Le sujet étant supposé debout, les bras allongés le long du corps. La main est en supination lorsqu'on la tend pour recevoir quelque chose dedans ; — elle est en pronation dans le mouvement que l'on fait pour repousser quelqu'un.

une sorte de *condyle* transversal formé par le massif du carpe la constituent. Les deux mouvements principaux de cette articulation sont la *flexion* et l'*extension* de la main.

d) *Articulations de la main et des doigts.*—Les petits os des *articulations des doigts* glissent les uns sur les autres d'arrière en avant, de manière à produire des mouvements de *flexion* et d'*extension*. *Dans la flexion*, les phalanges se plient les unes sur les autres vers la paume de la main. *Dans l'extension*, elles se mettent au niveau du dos de la main. Un doigt peut être étendu dans ses deux dernières phalanges et fléchi dans la première. — De tous ces mouvements, les deux plus importants sont le *mouvement d'opposition* et le *mouvement d'indication*. *Dans le mouvement d'opposition*, le pouce vient se placer successivement en face des autres doigts ; exemple : lorsqu'on saisit un petit objet, un porte-plume, une épingle, un étui, entre le pouce et l'index. — *Dans le mouvement d'indication*, le second doigt, ou l'indicateur, est étendu, et montre un objet, tandis que les autres doigts sont fléchis.

B. Os et articulations du membre inférieur. — Dans la *cuisse*, on trouve un os, le *fémur* ; dans la *jambe*, il y en a deux : le *tibia* et le *péroné* ; enfin le pied est composé des os du *tarse*, des *métatarsiens* et des os des *doigts* (orteils).

1° *Fémur* (Fig. 1, n° 24). C'est un grand os long dont le corps est cylindrique et un peu courbé. Son extrémité supérieure consiste dans une *tête* sphérique ou ronde, qui est engagée dans la *cavité cotyloïde* de l'os iliaque, et qui est supportée par un *col* formant un angle presque droit avec le corps de l'os. A sa partie inférieure, le fémur s'élargit et se termine par deux masses osseuses ovoïdes, qu'on appelle les *condyles du fémur*. Ces condyles sont séparés par une gorge ou rainure profonde.

2° *Tibia* (*Fig.* 1, n° 26). Le corps de cet os est triangulaire ; son extrémité supérieure est renflée comme le chapiteau d'une colonne où l'on voit deux plateaux destinés à supporter les *condyles du fémur*. Les deux plateaux et la partie de l'os voisine sont appelés *condyles du tibia*. L'extrémité inférieure du tibia est un peu renflée aussi et a la forme d'un large plateau, à la partie interne duquel se voit une saillie osseuse, qu'on désigne sous le nom de *malléole interne* (ou cheville).

3° *Péroné*. C'est un os prismatique, très grêle, terminé par une petite tête, qui s'applique sous le condyle externe du tibia. En bas, cet os s'épaissit, déborde le plateau inférieur du tibia, et forme ce qu'on appelle la *malléole externe* (ou cheville). Le plateau tibial, la malléole interne et la malléole externe, par leur réunion, constituent une *mortaise*, qu'on appelle la mortaise tibio-péronière, et qui s'articule avec le pied.

4° *Os du pied*. Le squelette du pied a été divisé en trois parties : le *tarse* ou *arrière-pied*, le *métatarse* ou *avant-pied*, et les doigts du pied ou *orteils*.   a) Le *tarse* (*Fig.* 1, n° 26) correspond au *talon* et à la partie du dos du pied voisine de la jambe. Il comprend sept petits os : 1° L'os du talon ou *calcanéum*, qui déborde les os de la jambe en arrière ; 2° sur le calcanéum repose un os, qui porte le nom d'*astragale* et dont la partie supérieure, sculptée en gorge de poulie, s'enclave dans la mortaise formée par le tibia et le péroné ; 3° en avant de la tête de l'astragale se voit le *scaphoïde*, et en avant du scaphoïde, trois petits os, les *cunéi-*

forme ; le *cuboïde* est situé en dehors des précédents et est en avant du *calcanéum* ; — *b*) Le *métatarse* ou *avant-pied* est composé de *cinq os* allongés appelés *métatarsiens* et analogues aux *métacarpiens* ; ils forment par leur réunion un gril osseux qui répond à la partie large du pied. — *c*) Les *doigts* du pied, nommés *orteils* comprennent dans leur épaisseur trois *phalanges* comme les doigts de la main, sauf le gros orteil qui, comme le pouce, n'a que *deux* phalanges.

C. ARTICULATIONS DU MEMBRE INFÉRIEUR. — On en distingue trois principales : l'articulation de la *hanche*, celle du *genou*, et celle du *cou-de-pied*. Nous dirons aussi quelques mots des nombreuses petites articulations du pied.

a). *Articulation de la hanche* (*coxo-fémorale*). — Pour la former la sphère osseuse de la tête du fémur s'engage dans le creux profond de la cavité cotyloïde de l'os iliaque. Une capsule fibreuse unit la partie voisine du fémur au pourtour de la cavité cotyloïde. — La *tête du fémur*, dans les divers mouvements de la cuisse, tourne dans la cavité cotyloïde ; c'est ainsi que la cuisse peut être *fléchie* (ou portée en avant, sa face antérieure se rapprochant du ventre), ou *étendue*, c'est-à-dire portée en arrière, ou portée en dehors (*abduction*), ou portée en dedans (*adduction*), ou tournée sur place (*rotation*), ou encore décrire par son extrémité inférieure un cercle (*circumduction*).

b) *Articulation du genou*. — Les *condyles du fémur* en haut, et, en bas, les plateaux et *condyles du tibia* la constituent. — *En avant*, un petit os triangulaire complète l'espace compris entre les deux condyles, c'est la *rotule* ou palette du genou. Le *genou* peut être fléchi ou étendu ; dans ces deux mouvements, les condyles du fémur roulent sur les deux plateaux du tibia ; il est impossible, sans causer préjudice et douleur. d'étendre la jambe en avant plus loin que selon l'axe du fémur.

c) *Articulation du cou-de-pied.* — Elle est formée de la mortaise constituée par le tibia et le péroné en haut et de l'*astragale* en bas. Des *ligaments* ou *liens* puissants, situés sur les côtés, unissent les os. Lorsqu'on fléchit le pied, son dos se rapproche de la face antérieure de la jambe, mais il ne peut parvenir à la toucher ; lorsqu'on l'étend, le talon se lève en haut et en arrière ; dans ces deux mouvements, l'astragale glisse dans la mortaise tibio-péronière.

d) *Articulations du pied.* — Ce sont toutes ces petites articulations par lesquelles les os du *tarse*, du *métatarse* et des *orteils* se correspondent. Ces os glissent ou roulent les uns sur les autres lorsqu'on porte la pointe du pied dans un sens ou dans l'autre.

Les *os du tarse et du métatarse* forment ensemble une *voûte*, sur laquelle appuie la jambe et sur laquelle, par conséquent, repose le corps tout entier. Le *creux* de cette *voûte* porte le nom de *plante du pied*.

CHAPITRE III.

Des muscles.

Les *muscles* sont des masses charnues, qui ont la propriété de se *contracter*, c'est-à-dire de se raccourcir, et, par ce moyen, de mouvoir les os auxquels ils *s'attachent*.

Ils forment, par leur ensemble, la *chair* des animaux, cette partie rouge, saignante, qui est la *viande de boucherie*. — Ainsi, le *filet* est un muscle très tendre qui occupe l'abdomen et qui, sortant à la racine de la cuisse, sert à mouvoir celle-ci sur le bassin. Le *faux-filet* correspond aux muscles qui sont situés dans le dos, aux reins, à la région lombaire. Pour faire le bouillon, on emploie les muscles de la fesse des grands animaux : après la cuisson, il reste le morceau bouilli, et comme la chaleur a fait fondre la graisse, on peut ainsi constater qu'un muscle est formé d'une multitude de *fibres*, ou, si l'on préfère, de petits *faisceaux* de muscles. Toutes ces fibres se contractent ensemble pour produire le *mouvement*. L'*aloyau*, les parties charnues des *côtelettes*, le *gigot* ou cuisse de l'animal, et l'épaule sont composés par les muscles de ces régions.

Les muscles ne *s'attachent* pas toujours aux os par leurs fibres charnues ; souvent, ils se fixent dans la substance même de l'os, par une sorte de cordon très dur, très résistant, qu'on appelle un *tendon*. Sur le dos du poignet et de la main, on voit saillir cinq ou six cordons qui soulèvent la peau : ce sont les *tendons des muscles extenseurs des doigts*. De même, en avant, au poignet, on voit sous la peau les tendons des *muscles fléchisseurs de la main et des doigts*. — On commet vulgairement l'erreur grossière d'appeler *nerfs* les *tendons* des muscles : ce qu'on nomme le *nerf de bœuf* est un tendon desséché.

Les masses *charnues* qui composent les muscles ont tantôt une *forme allongée*, la forme d'un *fuseau* (*fusiforme*) : ainsi, au bras, à la cuisse, où ils s'allongent selon l'axe du membre, tantôt ils sont *larges* et *plats*, lorsqu'ils se fixent aux parois d'une cavité, comme les muscles de la poitrine et de l'abdomen. Mais il est utile pour tous, et en particulier pour les personnes qui soignent les malades, de connaître la *disposition générale* des muscles dans le corps humain ; car ce sont eux qui, avec les os, lui donnent sa *forme*, et qui permettent de comprendre les *mouvement des membres*. Tout ce qui est MOUVEMENT est produit par la *contraction d'un muscle*. Etudions donc rapidement les muscles dans chaque partie du corps.

ARTICLE PREMIER. — Muscles de la face.

Les *muscles de la face* sont de petites languettes charnues, qui se fixent d'une part aux os, et de l'autre à la face profonde de la peau. Ce sont des *muscles peauciers*, comme on les appelle. — Quand ils se contractent, ils *plissent* et *rident* la peau en différents sens : ainsi, dans le rire, dans l'acte de plevrer, ils forment les plis du visage. Ils donnent, en un mot, son jeu à la *physionomie*, jeu si parfait, si délicat, qu'on peut souvent distinguer sur la face les *impressions intimes* des autres hommes (La *Fig.* 6 donne une idée exacte des principaux muscles de la face). Un certain nombre de ces muscles meuvent la peau du *front*; d'autres élèvent les côtés ou les ailes du *nez*; il en est pour tirailler en différents sens les angles ou *commissures des lèvres*.

Autour des *yeux*, nous devons signaler les muscles suivants : 1° Un muscle unique occupe les deux *paupières*, et les entoure d'un *cercle*; les fibres de ce muscle, en se contractant, ferment le cercle, c'est-à-dire ferment les paupières : c'est le *muscle orbiculaire des paupières* (1). — 2° Un autre muscle situé dans la

1. Du mot latin *orbiculus*, diminutif de *orbies*, cercle.

cavité de l'œil, dans *l'orbite,* élève la *paupière* supérieure. on l'appelle le *releveur de la paupière* supérieure. — 3° Enfin, d'autres petits muscles situés aussi
dans l'orbite, s'attachent au globe de l'œil et servent
à le mouvoir dans tous les sens.

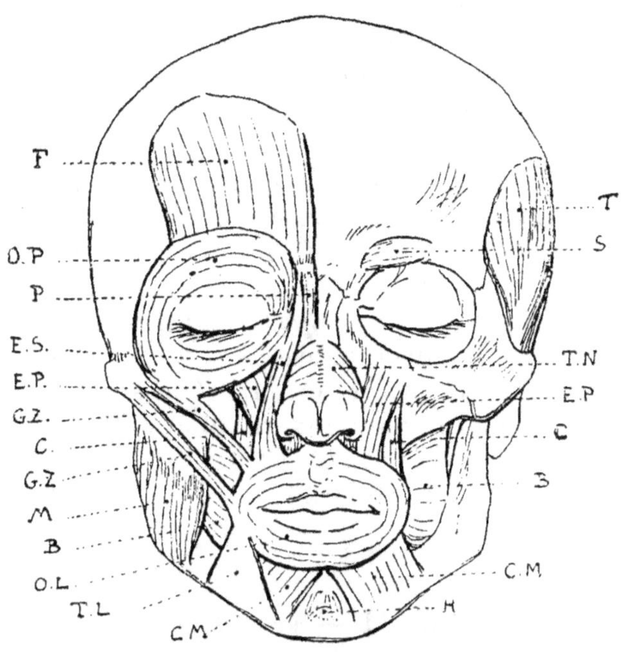

Fig. 6. — *Muscles de la face.* — F, Muscle frontal. — S, muscle sourcilier. — OP, Orbiculaire palpébral. — P, Pyramidal du nez. —
T, Muscle temporal. — TN, Transverse du nez. — ES, Elévateur
superficiel. — EI, Elévateur profond. — C, Canin. — GZ, Grand
zygomatique. — PZ, Petit zygomatique. — M, Masséter. — B, Buccinateur. — OL, Orbiculaire des lèvres. — TL, Triangulaire des lèvres.
— CM, Carré du menton. — H, Houppe du menton.

A la *bouche,* autour des *lèvres,* existe aussi un muscle
ayant la forme d'un cercle qui, en se contractant, ferme
les lèvres : c'est *l'orbiculaire des lèvres.* — On appelle
buccinateur un muscle qui occupe les *joues,* et qui a
pour but de les ramener à leur état naturel, de les

aplatir, lorsqu'elles sont gonfiées, distendues par l'air accumulé dans la bouche, par exemple, lorsqu'on joue de la trompette ou qu'on souffle dans une bouteille.

La *mâchoire inférieure* est, nous l'avons déjà dit, seule mobile. Elle *s'abaisse* vers le le cou, *s'élève* vers la mâchoire supérieure. C'est ainsi qu'est produit *le mouvement d'ouverture et de fermeture de la bouche*. Lorsqu'on mâche, qu'on écrase sous les dents les aliments, la mâchoire se meut en différents sens. Tous ces mouvements sont produits par des *muscles* dits *masticateurs* ; ils sont tous situés dans la profondeur des os de la face, à l'exception de deux : l'un qui occupe toute la *tempe*, et qui vient se fixer, sous la joue, à la branche montante de la mâchoire inférieure : c'est le *muscle temporal* ; l'autre qui se trouve dans la partie la plus reculée de la joue, au niveau de l'angle de la mâchoire, et qui est très puissant, surtout chez certains animaux qu'on appelle des *carnassiers* (loup, lion, chien, etc.) : c'est le *muscle masséter* (En avant du n° 20, *Fig*. 3).

ARTICLE. II — Muscles du cou.

Au milieu du cou, en avant, se voit, surtout chez l'homme, une saillie qu'on appelle *pomme d'Adam*. C'est immédiatement au-dessus de cette saillie que se trouve un petit os, qui a la forme d'un fer à cheval, et qu'on appelle l'*os hyoïde*. Il faut le connaître parce que c'est sur lui que se fixent la plupart des muscles du cou. Ainsi, en haut, entre lui et la mâchoire sont trois ou quatre muscles (*muscles sus-hyoïdiens*) qui, en se contractant, abaissent la mâchoire vers lui. D'autres muscles partent du bord inférieur de cet os et vont au *sternum* : ils abaissent l'os hyoïde lui-même, et par conséquent, la mâchoire inférieure (*muscles sous-hyoïdiens*).

Sur les *côtés du cou*, tendu conme une corde oblique, est un muscle qui va de la tête au sternum et qui a pour rôle d'abaisser la tête ou de la faire tourner : c'est le *muscle sterno-mastoïdien* ; lorsque, sous l'influence du froid, du rhumatisme, il devient dur et se contracture, il y a ce qu'on appelle le *torticolis* — *En arrière du cou* se voient les muscles de la *nuque* qui meuvent le cou, font tourner les vertèbres cervicales, où étendent la tête.

ARTICLE III. — Muscles du thorax ou de la poitrine.

Les muscles qui se trouvent sur le *thorax* ont pour but principal de produire les *mouvements de la respiration*. Les uns élèvent et écartent les *côtes* ; ils élargissent la *cage thoracique*. Ce mouvement appelle l'air dans les poumons ; c'est le *mouvement d'inspiration* ; les muscles qui le produisent s'appellent *muscles inspirateurs*. Les autres, au contraire, abaissent les côtes, les rapprochent et rétrécissent la cage thoracique ; le mouvement produit s'appelle l'*expiration* et les muscles qui le produisent s'appellent les *muscles expirateurs*.

Les *muscles inspirateurs* occupent presque tous la profondeur du cou, et prennent appui sur la colonne vertébrale, pour élever les côtes ; quelques-uns se fixent à l'*omoplate* ; un autre va du bras au thorax, c'est le *muscle grand pectoral*, dont le bord fait saillie en avant du creux de l'aisselle lorsqu'on écarte le bras du tronc. Les *grands pectoraux* occupent toute la partie supérieure de la poitrine et sont situés derrière le *sein* chez l'homme et chez la femme. — Les *muscles expirateurs* occupent, pour la plupart, les parois de *l'abdomen* ; nous les décrirons plus loin (*Fig.* 8).

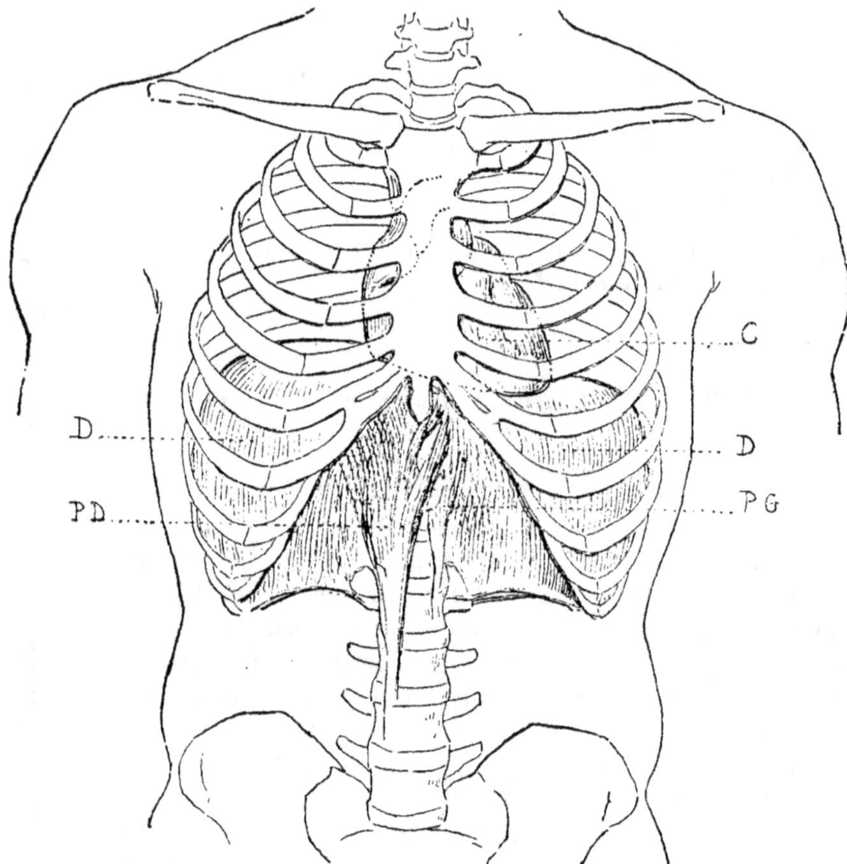

Fig. 7.— D, D, diaphragme. — P D, pilier droit. — P G, pilier gauche. C, côtes.

Parmi les muscles de la respiration, il en est un très important, qui est situé dans l'intérieur de la cage tho-

racique : c'est le *muscle diaphragme* (*Fig.* 7). — Le *diaphragme* a la *forme* d'une voûte dont le creux (concavité) regarde l'abdomen, et dont la partie saillante ou
convexe répond au thorax. Sur cette convexité reposent les *poumons* ; son creux s'appuie sur les *intestins*
et les *viscères* de l'abdomen. Lorsque le muscle, en se
contractant, s'abaisse, il augmente la cage thoracique
et appelle l'air dans les poumons : c'est donc un *muscle
inspirateur*, et c'est un inspirateur puissant. Lorsqu'on applique un *bandage de côtes trop serré*, on gêne
les mouvements de ce muscle et on empêche la
respiration ; il faut avoir soin de ne pas faire cela,
surtout chez les enfants qu'on pourrait ainsi asphyxier
et faire mourir promptement, comme nous l'avons
déjà fait remarquer. Le diaphragme *sépare*, à l'intérieur, la *poitrine* de *l'abdomen*.

ARTICLE IV. — Muscles de l'abdomen.

La paroi antérieure et les côtés du ventre sont essen-
tiellement formés par des muscles plats (*Fig.* 8) qui
s'étendent de la partie inférieure du thorax aux os du
bassin. Ces muscles, en se contractant, peuvent
soit abaisser les côtes et rétrécir le thorax : ils
sont alors *expirateurs* ; — soit tendre les parois du
ventre, les appliquer sur les intestins : ce sont alors
les agents de la *défécation*, c'est-à-dire de l'*expulsion*

Fig. 8. — S M, muscle sterno-mastoïdien. — S H, muscles sous-
hyoïdiens. — T, Trapèze. — D, deltoïde. — G P, grand pectoral.
G D, grand dorsal. — G De, grand dentelé. — G Dr, grand droit de
l'abdomen. — G O, grand oblique de l'abdomen. — E I, épine iliaque
inférieure et supérieure. — T F, tenseur du fascia lata. — C, couturier. — A, muscles adducteurs. — D A, droit antérieur de la cuisse.
1, pomme d'Adam. — 2, saillie du muscle sterno-mastoïdien. —
3, creux sus-claviculaire. — 4, fourchette sternale. — 5, saillie du
muscle grand pectoral. — 6, mamelon. — 7, creux épigastrique. —
8, digitations du muscle grand dentelé. — 9, relief du grand droit de
l'abdomen. — 10, ombilic. — 11, pli de l'aine. — 12, pubis.

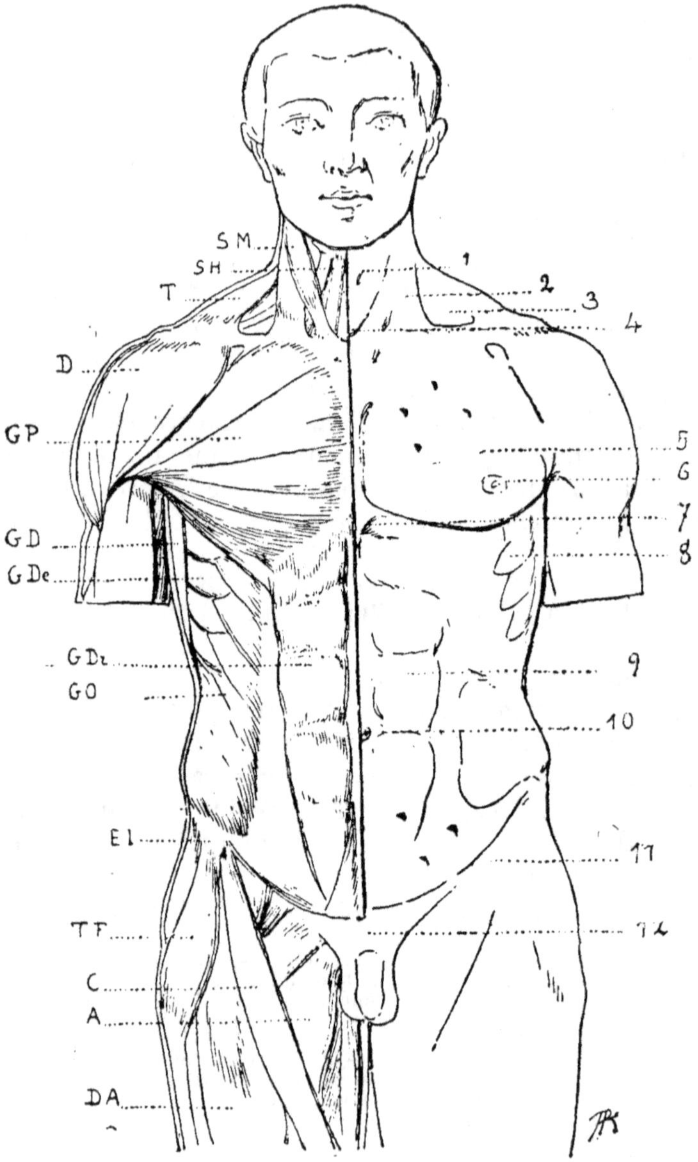

Fig. 8. — Voir la légende au bas de la page 38.

des excréments, et de la *miction*, c'est-à-dire de l'*expulsion de l'urine* (*Fig.* 8).

ARTICLE V. — Muscles de l'épaule et du membre supérieur.

Les *muscles de l'épaule* occupent le creux de l'*omoplate*, les uns au-dessous de l'*épine*, les autres au-dessus ou à la face antérieure. Ils s'étendent des deux faces de l'omoplate à la tête de l'*humérus*, aux deux saillies qu'on voit à cette tête. En se contractant, ils font tourner en différents sens la tête de l'os (et par conséquent le bras lui-même) sur la *cavité glénoïde;* ce sont surtout des *muscles rotateurs* de l'humérus sur son axe (*Fig.* 9).

L'*élévation du bras* est produite par un muscle très important, qui recouvre toute l'articulation en dehors, et qui donne à l'épaule sa forme arrondie : c'est le *muscle deltoïde* (1). Le moignon de l'épaule répond à la partie la plus saillante de ce muscle ; essayez d'élever le bras et de le porter en dehors, et vous verrez ce muscle devenir rigide ou se contracter : en appliquant la main sur le moignon de l'épaule, vous sentirez parfaitement ce durcissement. Le bras est rapproché du tronc par le *grand pectoral*, déjà décrit, et situé en avant du creux de l'aisselle, et par le *grand dorsal* qui forme le bord postérieur du *creux de l'aisselle* et occupe l'arrière du dos.

L'*avant-bras* est fléchi et étendu sur les bras par des muscles qui occupent le *bras*. Essayez de fléchir l'avant-bras et vous verrez se dessiner, *à la partie moyenne du bras*, une sorte de boule, vous la sentirez durcie si vous y appliquez la main; c'est la *boule gymnas-*

1. En forme de *delta* ou *D* grec.

tique, comme on l'appelle ; elle est produite par la contraction du *muscle biceps* ou *muscle fléchisseur de l'avant-bras sur le bras*. D'autres muscles, situés au-dessous de lui, contribuent aussi à ce mouvement. — L'*extension de l'avant-bras sur le bras* est le résultat de la contraction d'un muscle puissant qui occupe toute la partie postérieure du bras et qui vient se fixer à l'*olécrâne* : c'est le *muscle triceps*.

Les *muscles* qui occupent l'*avant-bras* sont destinés à produire les mouvements de la *main* et des *doigts*. — 1° A la *face antérieure* sont les *muscles fléchisseurs de la main et des doigts* ; ils forment immédiatement au-dessous du coude deux saillies latérales séparées par un creux médian ; leurs *tendons* font saillie *au poignet comme des cordes tendues* ; ils passent sous une *arcade fibreuse* à ce niveau, puis traversent le *creux* de la main et vont aux doigts. — 2° A la *face postérieure de l'avant-bras* sont les *muscles extenseurs de la main et des doigts* ; leurs tendons se voient au dos du poignet et de la main.

Lorsque nous avons décrit le *squelette* de l'avant-bras et de la main, nous avons parlé des *mouvements* de *pronation* et de *supination*. Dans la *pronation*, le dos de la main regarde en avant ; dans la *supination*, c'est le contraire. Ces mouvements sont produits par des muscles situés profondément sur le *radius* (*Fig.* 9).

A la *paume de la main*, de chaque côté du creux de cette paume, se voient deux saillies, dont l'une occupe la racine du pouce (*éminence thénar*) et dont l'autre répond au petit doigt (*éminence hypothénar*). Ces deux éminences sont formées par les muscles moteurs du pouce et du petit doigt, ils les étendent ou les fléchissent, les portent en dedans ou en dehors. Ces muscles, en se contractant, produisent ce qu'on appelle le *mouvement d'opposition*. On appelle ainsi un mouvement dans lequel la *pulpe du pouce* vient se mettre en

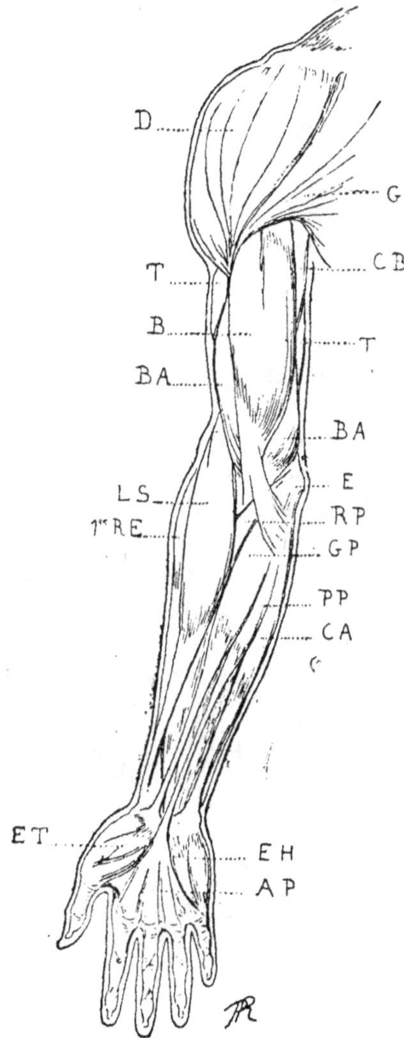

Fig. 9. — D, deltoïde. — G P, grand pectoral. — T, triceps. — C, B, coraco-brachial. — B, biceps. — B A, brachial antérieur. — E, épitrochlée.—LS, long supinateur. — 1er R E, premier radial externe.—R P, rond pronateur. — G P, grand palmaire. — PP, petit palmaire.— C A, cubital antérieur. — A P, aponévrose palmaire. — E T, muscles de l'éminence thénar. — E H, muscles de l'éminence hypothénar.

rapport avec celle du *petit doigt* ou des *autres doigts.*
C'est un mouvement très important que n'ont pas les

animaux et qui permet à l'homme de se servir de sa
main comme d'une pince pour saisir les petits objets.

ARTICLE VI. — Muscles de la hanche et du membre inférieur.

Toute la partie comprise entre la fosse iliaque
externe et le grand trochanter du fémur est comblée
par des muscles volumineux et importants qui servent
à mouvoir la cuisse sur le bassin et surtout à produire
les mouvements d'*extension*, de *rotation*, et d'*abduction* (1). Ils ont une disposition analogue à celle des
muscles de l'épaule. Le plus volumineux d'entre eux
est le *grand fessier* qui recouvre tous les autres, et qui
forme la saillie de la *fesse*. Son bord inférieur dessine
à la racine de la cuisse, en arrière, un pli, nommé le
pli fessier. — De la face interne de l'os iliaque et de la
partie voisine de la colonne lombaire, *dans le bassin*,
naît un muscle qui sort du bassin par sa grande
échancrure antérieure, passe en avant de l'*articulation
coxo-fémorale*, et va se fixer à la partie supérieure du
fémur, c'est le muscle *psoas-iliaque*. *Il fléchit la cuisse
sur le bassin*, c'est-à-dire qu'il rapproche la face antérieure de la cuisse, de la face antérieure de l'abdomen.
Nous avons déjà dit que la chair de ce muscle, remar-
quable par sa délicatesse, constituait ce qu'on appelle
le *filet* dans les animaux de boucherie.

Parmi les muscles de la cuisse, les uns sont à la
face antérieure du fémur, les autres à sa face postérieure, d'autres à sa partie interne (*Fig.* 10). — 1° Les
muscles de la *face antérieure* viennent de l'extrémité
supérieure du fémur, et forment par leur union le

1. Action d'étendre, de tourner, d'attirer en dehors.

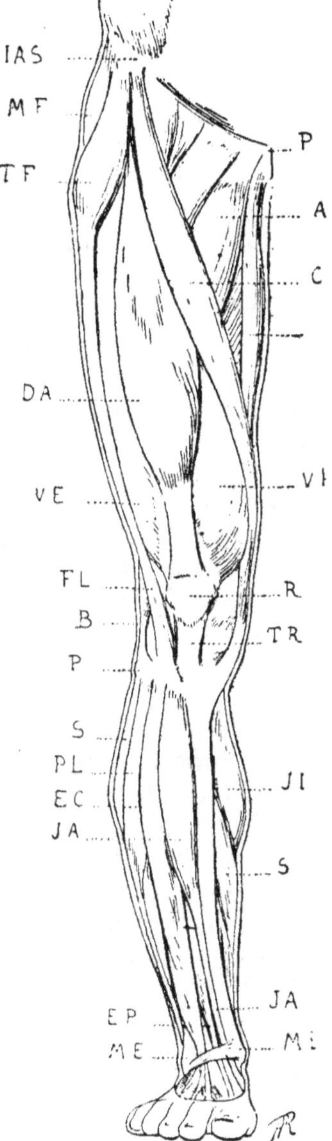

Fig. 10. — EIAS, épine iliaque antérieure et supérieure. — P, pubis. — M F. moyen fessier. — T F, tenseur du fascia lata. — A, adducteur. — C, couturier. — D I, droit interne. — D A, droit antérieus. — V E, vaste externe.— V I, vaste interne. — F L, fascia lata.— R, rotule. — B, biceps fémoral. — T R, tendon rotulien. — P, péroné. — S, soléaire. — P L, péroniers latéraux. — E C, extenseur commun. — J A, jambier antérieur. — E P, extenseur propre du pouce. — J. I, jumeau interne. — M F, malléole externe. — M I, malléole interne.

muscle triceps, qui se termine par un tendon se fixant à la *rotule.* La *rotule* elle-même est attachée par un *ligament* très puissant à la partie antérieure et supérieure du tibia. Ce muscle, en se contractant, étend la jambe sur la cuisse. — 2° Les *muscles de la face postérieure* vont, comme le précédent, de la partie postérieure du fémur à la partie supérieure de la jambe : ce sont les *fléchisseurs de la jambe (Fig.* 10).

Lorsqu'ayant écarté la jambe d'un côté, de celle du côté opposé, le pied étant appuyé sur le sol, on essaye de la rapprocher, on voit se former au côté interne de la cuisse des cordes volumineuses et saillantes : ce groupe de muscles qui se contractent ainsi est le groupe des *muscles adducteurs,* ou muscles rapprochant les cuisses l'une de l'autre, lorsqu'elles sont écartées.

A la jambe, les muscles occupent : 1° en avant, le creux compris entre le tibia et le péroné, ce sont les *muscles fléchisseurs du pied* sur la jambe et *extenseurs des orteils,* ou *doigts* du pied : on voit leurs tendons, dans ce mouvement, saillir comme des cordes, au niveau du cou-de-pied (*Fig.*10) ; — 2° En dehors, à la face externe du péroné, sont les deux muscles *péroniers,* qui font tourner la pointe du pied en dehors ; — 3° En arrière, les muscles occupent, comme en avant, le creux compris entre le tibia et le péroné ; ils ont pour but d'étendre le pied sur la jambe, ou de fléchir les orteils : ceux qui étendent le pied se rendent à un tendon très puissant qui fait saillie au-dessus du talon, et qu'on appelle le *tendon d'Achille.* Ceux qui fléchissent les orteils descendent sous la plante du pied, et vont jusqu'aux doigts où ils se fixent.

Au pied, sous la voûte, existent aussi deux groupes de muscles analogues à ceux de la main, qui sont à la racine du pouce et du petit doigt : comme eux, ils

3.

sont destinés à mouvoir le petit orteil et le gros orteil.

CHAPITRE IV.

Cœur et vaisseaux.

Dans le corps humain, il existe un ensemble de *canaux* destinés à porter le sang dans tous nos organes,

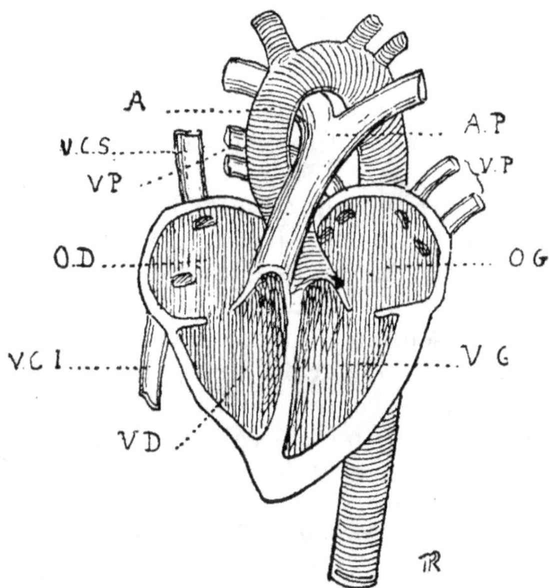

Fig. 11. — *Coupe du cœur.* — A, aorte. — A P, artère pulmonaire. — V C S, veine cave supérieure. — V C I, veine cave inférieure. — V P, veines pulmonaires. — O D, oreillette droite. — O G, oreillette gauche. — V D, ventricule droit. — V G, ventricule gauche.

dans la tête et les membres, comme dans les viscères de la poitrine et de l'abdomen. Ces canaux sont de deux espèces : les uns portent le sang du cœur aux organes, les autres le rapportent des organes au cœur : les premiers portent le nom d'*artères*, les autres celui de *veines*.

Le *cœur*, les *artères* et les veines constituent l'*appareil de la circulation*, ainsi nommé, parce que le sang y décrit un cercle complet ; il revient au point de départ après avoir parcouru tous les organes.

ARTICLE PREMIER. — **Du cœur, de l'aorte et des vaisseaux du poumon.**

Le *cœur* est un *muscle* creux destiné à chasser le sang dans les vaisseaux, à le *faire circuler*. Le *cœur* est situé dans le *thorax* ou *poitrine*, du *côté gauche*, entre les deux poumons. Il est protégé en avant par le sternum, mais il le déborde à gauche au niveau des 4ᵉ, 5ᵉ et 6ᵉ côtes. On sait que sa pointe bat dans le 6ᵉ espace intercostal gauche, au-dessous du sein correspondant. Le cœur a la *forme* d'un gros œuf, et chez l'homme, il ressemble assez au cœur des animaux de boucherie, du bœuf, par exemple, mais il est moins volumineux que le cœur de cet animal.

Lorsqu'on ouvre un cœur (*Fig.* 11), on reconnaît qu'il est divisé par une grande *cloison verticale* en deux moitiés, l'une *droite*, l'autre *gauche* : la *droite* reçoit le sang des veines, la *gauche* chasse le sang dans les artères : ces deux moitiés portent le nom de *cœur droit* et de *cœur gauche*. Chacun de ces cœurs est encore divisé en deux parties par une *cloison transversale* : l'une plus petite, supérieure, est l'*oreillette* ; l'autre, plus grande, inférieure, est le *ventricule*. Ainsi, il existe une oreillette droite et un ventricule droit, une oreillette gauche et un ventricule gauche.

Le *sang des veines*, ou *sang noir*, est versé dans
l'oreillette droite ; celle-ci, en se contractant, le chasse

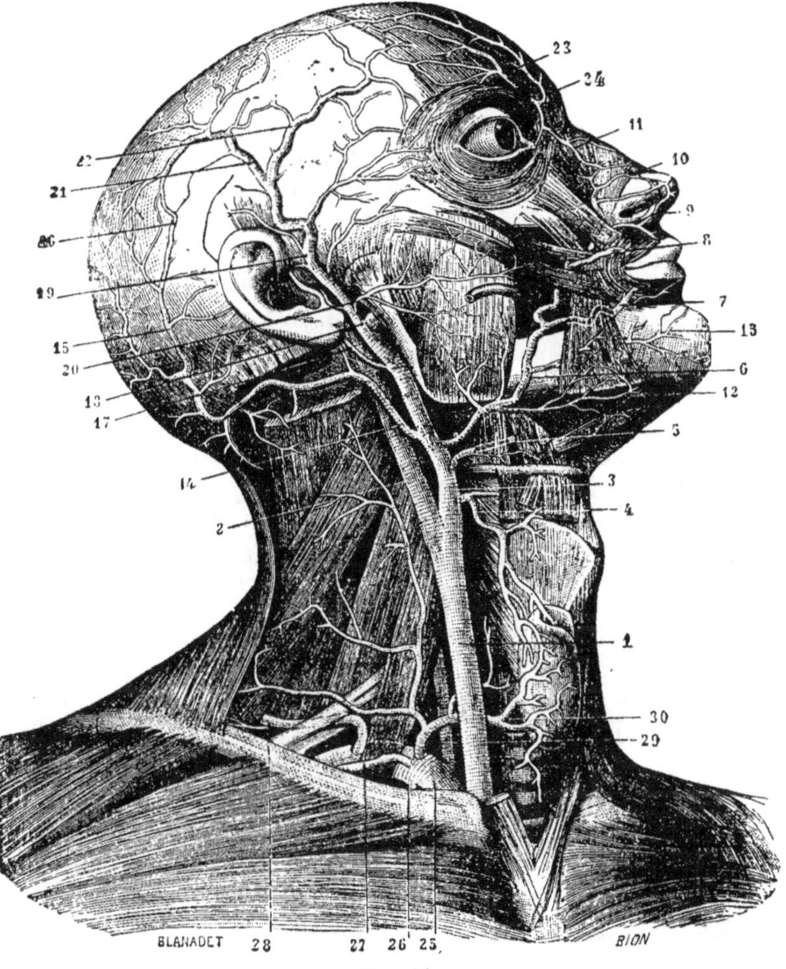

Fig. 12.

dans le ventricule droit. Puis, celui-ci le projette par
un gros vaisseau spécial, *l'artère pulmonaire*, dans les

poumons. Là, *le sang noir devient du sang rouge*, et est rapporté au cœur par les *veines pulmonaires*. Il est versé dans l'*oreillette gauche* ; de-là il passe dans le *ventricule gauche*, puis, celui-ci le pousse, dans les *artères*. Ainsi, le sang parcourt deux *cercles* complets : l'un, du cœur aux poumons et des poumons au cœur : c'est la *petite circulation*, dans laquelle le sang devient du sang pur ou rouge au contact de l'air ; l'autre cercle, du cœur aux organes, et de ceux-ci au cœur : c'est la *grande circulation*.

Entre l'oreillette et le ventricule de chacun des deux cœurs, et à l'origine des deux grosses artères qui partent des ventricules, l'*artère pulmonaire* et l'*artère aorte*, existent des *soupapes* ou *valvules* dont l'ouverture et la fermeture sont la cause des *bruits du cœur*, qu'on entend en plaçant l'oreille contre la poitrine.

Le cœur, avons-nous dit, est un muscle creux, et comme tous les muscles, il se contracte, il se raccourcit ; il rétrécit ainsi ses cavités et en chasse le sang. Le sang est projeté par la *contraction du cœur gauche* dans l'*aorte*, et de là dans tous les organes.

Qu'est-ce donc que l'*aorte* ? L'aorte est la plus grosse

Fig. 12. — 1, Artère carotide primitive droite. — 2, Artère carotide interne. — 3, Carotide externe. — 4, Thyroïdienne supérieure. — 5, Linguale apparaissant entre les deux faisceaux de l'hypoglosse. — 6, Faciale. — 7, Labiale inférieure, disparaissant sous le triangulaire des lèvres. — 8, Labiale supérieure. — 9, Artère de la sous-cloison. — 10, Artère de l'aile du nez. — 12, Rameau par lequel la branche nasale de l'ophtalmique s'anastomose avec la partie terminale de la faciale. — 12. Artère sous-mentale. — 13, Partie terminale de la dentaire inférieure. — 14, Occipitale. — 15, Branches terminales ou cutanées de cette artère. — 16, Anastomose de l'occipitale avec la branche postérieure de la temporale superficielle. — 17, Auriculaire postérieure. — 18. Origine de la maxillaire interne. — 19, Temporale superficielle. — 20, Transversale de la face. — 21, Branche postérieure ou verticale de la temporale superficielle. — 22, Branche antérieure de la même artère. — 23, Artère sus-orbitaire, ou frontale externe. — 24, Artère frontale interne. — 25, Sous-clavière s'engageant entre les deux scalènes pour passer sur la première côte. — 26, Origine de la mammaire interne. — 27, Sus-scapulaire. — 28, Scapulaire postérieure ou cervicale transverse. — 29, Vertébrale. — 30, Thyroïdienne inférieure.

artère du corps humain. C'est un tube plus gros que le pouce d'un homme vigoureux, qui, au sortir du ventricule gauche du cœur, se recourbe en *crosse* pour descendre dans le thorax, le long de la colonne vertébrale, et ensuite dans l'abdomen, à la partie inférieure duquel il se divise en deux branches, pour chacun des deux membres inférieurs. Dans son trajet *dans la poitrine*, l'aorte fournit les artères qui vont à la tête et aux membres supérieurs, et de petites artères qui se distribuent aux parois de la poitrine. — *Dans l'abdomen*, l'aorte envoie des artères aux viscères de cette cavité : à l'*estomac*, aux *intestins*, au *foie*, aux *reins*, à la *vessie*, à l'*utérus* ou *matrice*, etc., et aussi aux parois de cette cavité.

ARTICLE II. — Vaisseaux de la tête et du cou.

Au moment où l'*artère aorte* décrit sa crosse, elle fournit, à droite : une grosse artère, l'*artère brachiocéphalique*, qui bientôt se divise en deux branches :

Fig. 13. — 1, Tronc de l'artère axillaire. — 2, Acromio-thoracique. — 3, Branche postérieure ou acromiale de cette artère. — 4, Rameau qu'elle donne à la portion claviculaire du grand pectoral. — 5, Branche antérieure ou thoracique de la même artère. — 5, Thoracique inférieure, ou longue. — 6. 6', Branches antérieures ou perforantes de la mammaire interne. — 7, Scapulaire inférieure, se divisant en deux branches, l'une postérieure ou scapulaire, l'autre antérieure ou thoracique. — 8, Branche postérieure de cette artère se subdivisant en trois gros rameaux destinés au grand rond, au sous-scapulaire et au sous-épineux. — 9, Branche antérieure de la même artère se partageant en deux rameaux qui se rendent l'un au grand dorsal, l'autre au grand dentelé. — 10, Rameau qui se ramifie dans le grand dorsal. — 11, Rameau qui se distribue au grand dentelé. — 12. Origine de la circonflexe postérieure. — 13, Circonflexe antérieure. — 14, 14', Artère humérale. — 15, Humérale profonde, ou collatérale externe. — 16, Branches externes de l'humérale cheminant entre le brachial antérieur et le biceps auxquels elle se distribue. — 17. Autre branche externe qui pénètre dès son origine dans l'épaisseur du biceps. — 18, Branche superficielle du brachial antérieur. — 20, Collatérale interne. — 21, Nerf médian dont la portion brachiale a été excisée pour découvrir plus complètement l'artère humérale.

l'*artère carotide droite* et la *sous-clavière droite ;* à gau-

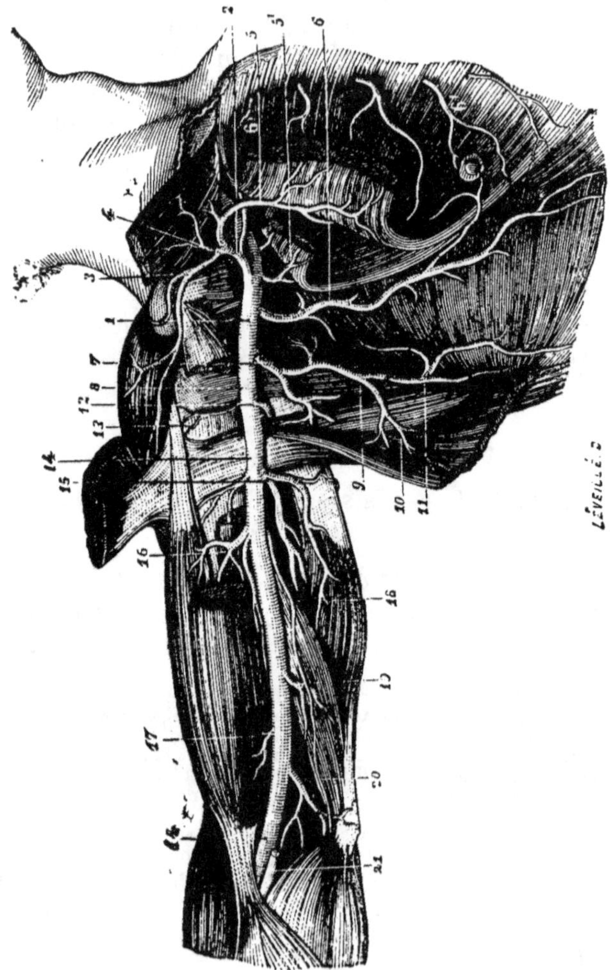

Fig. 13.

che, deux artères, la *carotide gauche* et la *sous-clavière gauche.* Nous ne nous occuperons dans cet article que des *artères carotides* qui montent sur les côtés du cou, et vont porter le sang dans la tête.

Au cou, les *carotides* sont situées de chaque côté, sous les *sterno-mastoïdiens*, qui la croisent oblique- ment ; on peut facilement les voir battre à la base du cou chez les personnes maigres et les sentir avec le doigt (*Fig.* 12, n° 1). Si dans une plaie du cou, par exemple celle que produit un coup de rasoir, les artères ou une de leurs branches était ouverte, il fau- drait, pour arrêter l'hémorragie, que l'infirmière pré- sente portât rapidement les doigts au niveau du bord antérieur des sterno-mastoïdiens, et pressât les parties molles contre la colonne vertébrale. — Les *artères carotides se divisent* en deux grosses branches : l'une, la *carotide interne*(*Fig.*12,n° 2), monte dans le crâne et porte le sang au *cerveau* ; — l'autre, la *carotide externe* (*Fig.* 12,n° 3), fournit les branches à la *face* et au *cou*.

Le *sang revient* de la tête et du cou, vers le cœur, par des veines qu'on appelle les *veines jugulaires* (1).

ARTICLE III. — Vaisseaux du membre supérieur.

Les deux grosses artères qui vont au membre supé- rieur se portent en dehors, entre la clavicule et la première côte ; on les appelle en ce point *artères sous- clavières* (*Fig.* 12, n° 25), puis elles sont cachées par le *muscle grand pectoral*, sortent derrière lui, et tra- versent le *creux de l'aisselle*, où elles prennent le nom d'*artères axillaires* (*Fig.* 13, n° 1) ; enfin, elles longent la partie interne du bras, jusqu'au pli du coude, où elles se divisent en deux branches : aux bras, on les nomme *artères brachiales* ou *humérales* (*Fig.* 13, n°s 14, 14).

1. Du mot latin *jugulum*, la gorge.

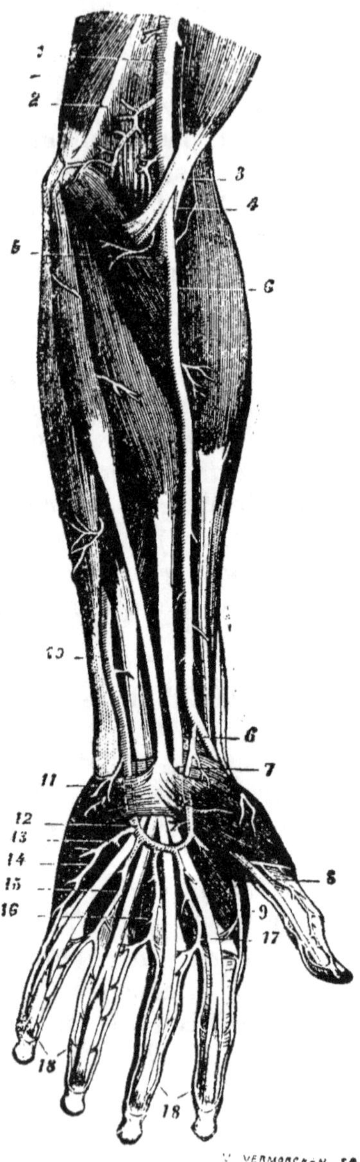

Fig. 14. — 1. Extrémité inférieure de l'artère humérale. — 2, Collatérale interne. — 3, Expansion fibreuse du biceps. — 4, Tendon de ce muscle — 5, Origine de l'artère cubitale. — 6, 6, Artère radiale. — 7, Branche radio-palmaire. — 8, Collatérale externe du pouce. — 9, Collatérale externe de l'index. — 10, Extrémité inférieure de l'artère cubitale. — 11, Portion carpienne de cette artère. — 12, Arcade palmaire superficielle. — 13, Branche cubito-radiale disparaissant sous la masse des tendons fléchisseurs des doigts. — 14, Première branche digitale se prolongeant inférieurement pour former la collatérale interne du petit doigt. — 15, Seconde branche digitale se divisant en bas pour former la collatérale externe du petit doigt et la collatérale interne de l'annulaire. — 16, Troisième branche digitale se divisant comme la précédente, pour donner la collatérale externe de l'annulaire et la collatérale interne du médius. — 17, Quatrième branche digitale donnant la collatérale externe du médius et la collatérale interne de l'index. — 17, 18, Collatérales des quatre derniers doigts.

Les *artères humérales* se divisent en deux artères qui descendent à la face antérieure de l'avant-bras jusque dans la paume de la main, où elles se réunissent en formant une arcade. Ces deux branches sont l'*artère radiale* (*Fig.* 14, n°s 6, 6) en dehors, et l'*artère cubitale* (*Fig.* 14, n° 10), en dedans ; l'arcade porte le nom d'*arcade palmaire* (*Fig.* 14, n° 12). C'est sur l'*artère radiale*, à sa partie inférieure, que le médecin tâte le *pouls*. Pour tâter le pouls, à deux ou trois centimètres au-dessus du poignet, en dehors, sur la face antérieure du radius, on déprime légèrement les parties molles et l'on sent facilement les battements de l'artère.

Dans le cas d'*hémorragies* produites par une plaie de la main, de l'avant-bras et de la partie inférieure du bras, quelle doit être la conduite de l'infirmière, en attendant l'arrivée du médecin ? — L'infirmière peut d'abord essayer d'arrêter le sang, en comprimant *doucement* la plaie, avec les doigts introduits dedans ; mais, en général, comme les doigts peuvent blesser ou infecter la plaie, il faut protéger les chairs en introduisant dans la plaie un petit bourdonnet de charpie ou des rondelles d'amadou.

Si on ne peut maintenir les doigts, on pose, les unes au-dessus des autres, plusieurs rondelles d'amadou, puis on met un gâteau de charpie et une compresse, et par-dessus le tout, on roule une bande de toile d'une manière assez serrée. Mais, il est possible que, par ce moyen, le sang continue de couler, il faut alors appliquer un *garrot* à la partie moyenne du bras, selon ce qui est enseigné dans le tome III du *Manuel* (Chap. X : *Hémostase*). Au-dessous du lien transversal, on peut placer une petite compresse pliée en forme de tampon ; or, il faut savoir pour cela le siège exact de l'*artère humérale* au bras. Cette artère est située immédiatement en dedans de la

Fig. 15. — 1, 1, Tronc de la fémorale. — 2, Téguments de l'abdomen. — 3, Honteuses externes qui naissent ici par un tronc commun, mais qui ne tardent pas à se séparer pour passer, l'une au-dessus, l'autre au-dessous de l'aponévrose, — 4. Origine de la circonflexe interne. — 5, Circonflexe externe naissant de la fémorale par un tronc commun avec la grande musculaire superficielle. — 6, Fémorale profonde. — 7, 7, Première et seconde perforante. — 8. Partie terminale de la fémorale profonde représentant une troisième perforante. — 9, Tronc de la fémorale s'engageant dans l'anneau du troisième adducteur. — 10, 10, Grande anastomotique,—11, Articulaire supérieure externe. — 12, Articulaire inférieure externe.

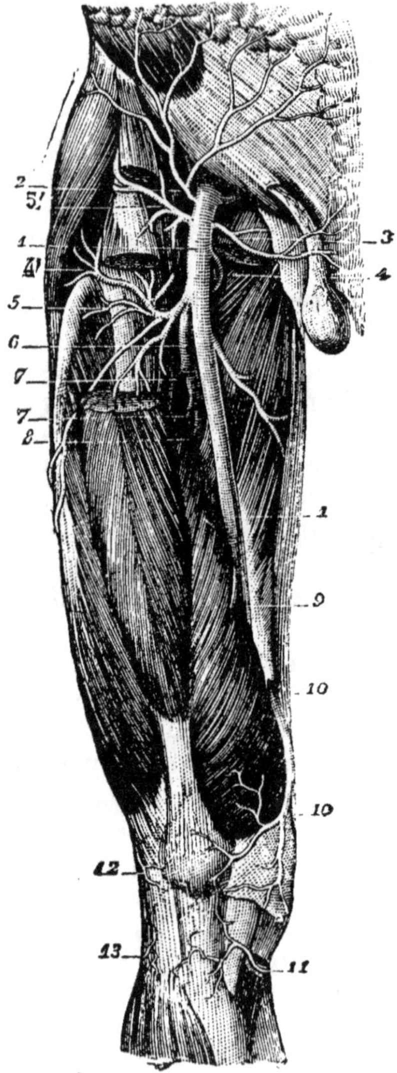

saillie du *biceps* ; en déprimant les parties molles en ce point, on affaisse l'artère sur l'os, et on peut arrêter l'hémorragie.

Si la *plaie* occupe le haut du bras, l'*aisselle*, que doit faire l'infirmière ? — 1° Comprimer dans la plaie, à l'aide de l'amadou et des doigts ; — 2° appuyer sur la partie moyenne de la clavicule, avec les mains superposées, de manière à comprimer l'artère entre la clavicule et la première côte.

Les *veines du membre supérieur*, qui rapportent le sang au cœur, sont les unes superficielles, les autres profondes, accompagnant les artères. Les *veines superficielles* sont sous la peau ; il est très facile de les voir sur le vivant, si le sujet est maigre. Il suffit d'appliquer un tour de bande, serré légèrement à la partie moyenne du bras, et de recommander au sujet de mouvoir les doigts : le sang des veines superficielles, qui va des doigts vers l'aisselle, s'écoule alors difficilement, et ces vaisseaux gonflent ; ils sont surtout visibles au pli du coude, où ils représentent un **M** majuscule. C'est sur la branche externe du jambage de l'M qu'on fait la *saignée*, opération qui ne doit jamais être pratiquée que par le médecin. Toutes les veines du membre supérieur, superficielles ou profondes, s'unissant en un tronc, la *veine axillaire* ; puis la *veine sous-clavière* lui succède ; celle-ci, à son tour, s'unit à la *jugulaire* ; puis celles du côté opposé du corps viennent aussi s'y joindre, et il en résulte un gros tronc veineux : la *veine cave supérieure* qui s'ouvre dans l'*oreillette droite du cœur* (*Fig.* 11).

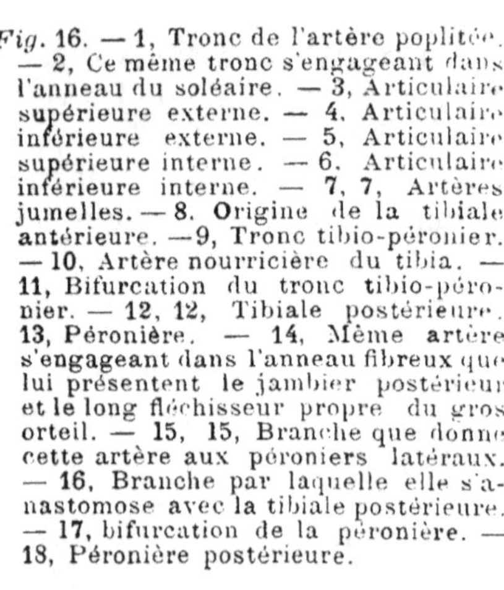
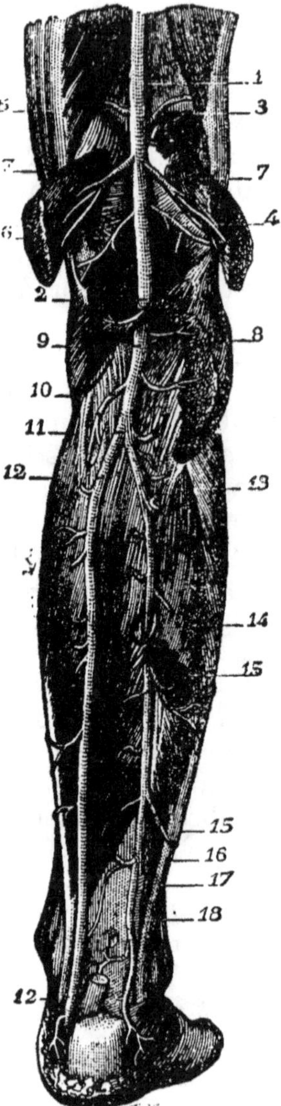

Fig. 16. — 1, Tronc de l'artère poplitée.
— 2, Ce même tronc s'engageant dans
l'anneau du soléaire. — 3, Articulaire
supérieure externe. — 4, Articulaire
inférieure externe. — 5, Articulaire
supérieure interne. — 6. Articulaire
inférieure interne. — 7, 7, Artères
jumelles. — 8. Origine de la tibiale
antérieure. —9, Tronc tibio-péronier.
— 10, Artère nourricière du tibia. —
11, Bifurcation du tronc tibio-péronier. — 12, 12, Tibiale postérieure.
13, Péronière. — 14, Même artère
s'engageant dans l'anneau fibreux que
lui présentent le jambier postérieur
et le long fléchisseur propre du gros
orteil. — 15, 15, Branche que donne
cette artère aux péroniers latéraux.
— 16, Branche par laquelle elle s'a-
nastomose avec la tibiale postérieure.
— 17, bifurcation de la péronière. —
18, Péronière postérieure.

ARTICLE IV. — Vaisseaux du membre inférieur.

L'*aorte*, à sa partie inférieure, *se divise* en deux branches, les *artères iliaques*. Celles-ci fournissent des vaisseaux au bassin et aux organes contenus dans cette cavité ; puis elles sortent de l'abdomen par la grande échancrure et descendent dans la cuisse, où elles prennent le nom d'*artères fémorales* (*Fig.* 15, nᵒˢ 1, 1). Ces artères, au tiers moyen de la cuisse, contournent le fémur, passent en arrière, puis traversent le *creux poplité* ou creux du jarret (*Fig.* 17, nᵒˢ 9, 10), et enfin, se divisent en branches qui vont au mollet, à toute la jambe et au pied (*Fig.* 16 et 18).

Dans le cas d'*hémorragie*, après une plaie du membre inférieur, l'infirmière doit d'abord faire une compression dans la plaie ; puis, si cela ne suffit pas, établir un *garrot* à la partie moyenne de la cuisse. L'artère fémorale occupe une gouttière limitée par des saillies musculaires à la partie interne de la cuisse ; là, on peut la comprimer avec les doigts sur le fémur, mais il vaut mieux faire cette compression, en haut, à la racine de la cuisse, au moment où l'artère sort du bassin, dans un point difficile à préciser, mais qui est à peu près à égale distance du *pubis* et de l'épine antérieure et supérieure de l'*os iliaque*.

Les *veines du membre inférieur* sont les unes *superficielles*, c'est-à-dire sous la peau (on en voit une à la partie interne de la jambe et de la cuisse, c'est la *veine saphène*) (1) ; les autres sont *profondes* et accompagnent l'*artère fémorale* ; ces veines rentrent dans

---

1. Les *veines superficielles des jambes* sont souvent le siège de *varices*, c'est-à-dire de *dililations permanentes*.

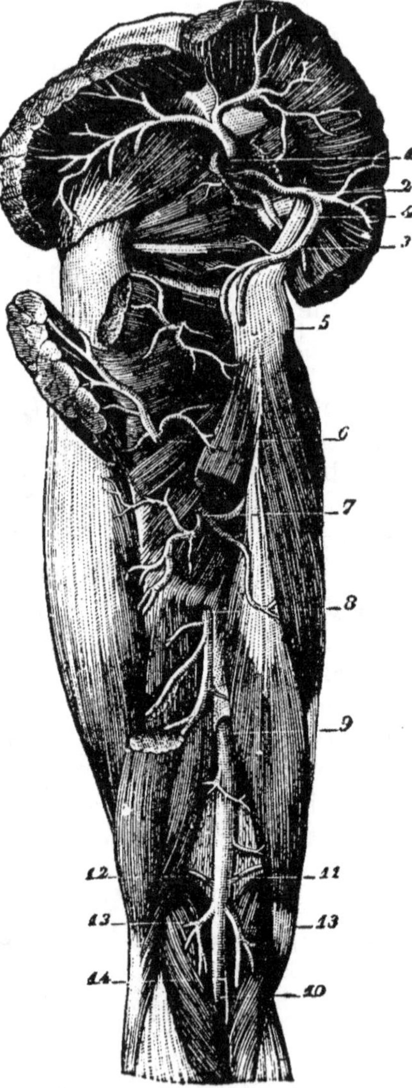

Fig. 17. — 1, Fessière. — **2**, Sciatique. — 3, Branche inférieure de cette artère. — 4, Tronc de la honteuse entourant l'épine sciatique. — 5, Partie terminale de la circonflexe interne passant entre l'obturateur externe et le bord supérieur du grand adducteur ; le muscle carré a été divisé à son attache interne et renversé en dehors pour la mettre en évidence. — 6, Partie terminale de la première perforante. — 7, Partie terminale de la seconde perforante. — 8, Partie terminale de la troisième perforante. — 9, Extrémité supérieure de l'artère poplitée. — 10, Extrémité inférieure de cette artère s'engageant sous les jumeaux. — 11, Articulaire supérieure interne. — 12, Articulaire supérieure externe. — 13, 13, Artères jumelles. — 14, Branche longue et grêle qui chemine dans l'interstice des jumeaux.

le bassin, s'unissent à celles du côté opposé pour for-

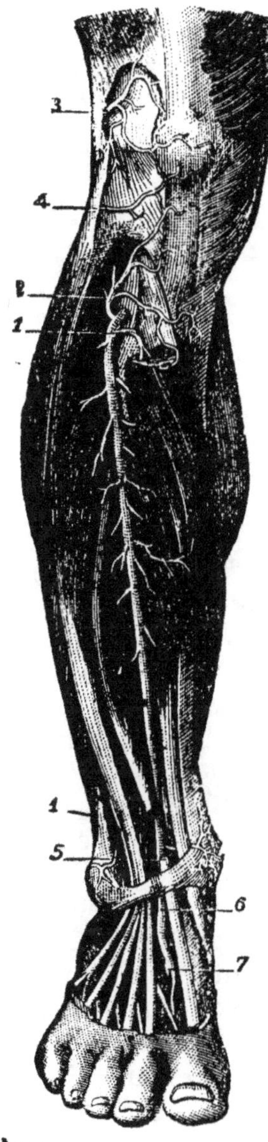

Fig. 18. — 1, 1, Tibiale antérieure. — 2, Récurrente tibiale. — 3, Articulaire supérieure externe. — 4, Articulaire inférieure externe. — 5, Tibiale antérieure croisant le tendon de l'extenseur propre du gros orteil et s'engageant dans la gaine de ce tendon pour se prolonger sur la face dorsale du pied ; le tendon a été excisé pour montrer l'artère sous-jacente. — 6, Artère pédieuse. — 7, Même artère donnant un rameau qui se porte au gros orteil en s'enfonçant ensuite dans le premier espace interosseux pour aller s'anastomoser avec l'arcade plantaire.

mer un gros tronc veineux: la *veine cave inférieure*, qui monte dans l'abdomen, le long de la colonne vertébrale, à droite de l'aorte, traverse le *diaphragme*, et va s'ouvrir comme la veine cave supérieure dans l'*oreillette droite du cœur*.

CHAPITRE V.

Système nerveux.

ARTICLE PREMIER. — Cerveau. — Moelle. — Nerfs.

Le *cerveau* occupe la cavité du *crâne*. C'est une masse d'une substance blanche, très tendre et très délicate, qui, si elle n'était protégée par les os du crâne, s'écraserait comme la pulpe d'un fruit, à la moindre pression. — Le cerveau est *formé* de deux moitiés semblables, qu'on appelle *hémisphères* (demi-sphères), sur lesquelles on remarque des *plis* ou des *saillies* qu'on nomme des *circonvolutions* (*Fig.* 19).

Le *cerveau* est le *siège de la pensée* : c'est là que se passent toutes nos réflexions, nos comparaisons ; c'est là que réside notre mémoire. Du cerveau partent encore les ordres de la *volonté* : lorsque nous voulons, par exemple, mouvoir le bras, saisir un objet, marcher, du cerveau part une excitation volontaire qui descend à travers le *bulbe* et la *moelle*, puis dans les *nerfs* du bras ou de la jambe ; et, comme sous l'influence d'une décharge électrique, les muscles se contractent et exécutent le mouvement.

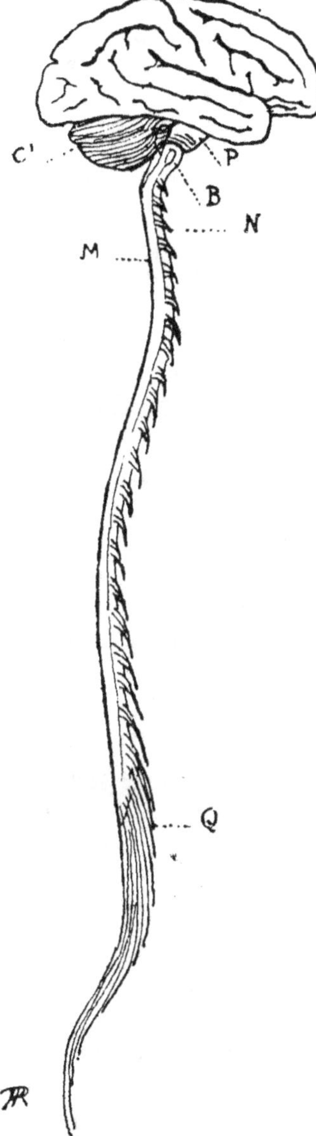

Fig. 19.— *Système nerveux central.* — C, cerveau.— C'. cervelet.— P, protubérance. — B, bulbe) — M. moelle. — N, nerfs rachidiens. — Q, nerfs de la queue de cheval.

Lorsque nous sentons une *impression*, par exemple lorsque nous palpons un objet avec le doigt, ou lorsqu'on nous pince, l'ébranlement remonte par les nerfs, à travers la moelle, jusqu'au cerveau, qui nous donne la connaissance ou *conscience* de la chose touchée ou du pincement. C'est pour cela que, quand une hémorragie a détruit une partie du cerveau, les malades ne peuvent plus mouvoir les membres, ni sentir d'un côté (1).

De chacun des hémisphères partent deux *pieds* ou *pédoncules* qui s'unissent pour former une sorte de renflement qu'on appelle la *protubérance*, qui surmonte le *bulbe*, renflement de la *moelle* ; celle-ci consiste en un gros cordon blanc, formé de fibres nerveuses qui

1. Les malades ont alors une *hémiplégie*, c'est-à-dire une paralysie d'une moitié du corps.

descendent jusqu'au bas du *canal vertébral*. De la base du cerveau et du bulbe partent les *nerfs* qui vont aux *yeux*, à la *face*, au *nez*, à la *langue*, aux *oreilles*, etc. De la *moelle* partent les nerfs qui vont au *cou*, aux *bras*, à la *poitrine*, à l'*abdomen*, au *bassin* et aux *membres inférieurs*.

ARTICLE II. — Dés organes dés sens.

Les *sens* sont au nombre de *cinq* : la *vue*, l'*ouïe*, l'*odorat*, le *goût* et le *toucher*.

1° Les *organes de la vue* sont les deux yeux. Les *yeux* sont deux globes mobiles, contenus dans une coque, blanche comme de la porcelaine, qui se nomme la *sclérotique* et qu'on aperçoit lorsque l'œil est largement ouvert. Au centre de la sclérotique du blanc de l'œil, une lame transparente arrondie, et bombée comme un verre de montre, laisse passer la lumière : c'est la *cornée transparente*. Derrière elle, se voit une sorte de cloison diversement colorée suivant les personnes, l'*iris*, qui présente en son milieu un orifice circulaire appelé *pupille*. Cet orifice ou pupille varie de dimensions sous l'influence de la lumière : elle se resserre au grand jour, et se dilate dans l'obscurité ; certains médicaments agissent aussi sur elle, comme la belladone, par exemple, qui en amène la *dilatation* et l'opium, qui en amène le *resserrement*. Il existe en arrière encore une autre corps transparent en forme de lentille, qui se nomme le *cristallin*. Et enfin, la lumière vient rencontrer le *membrane sensible* ou *nerveuse* de l'œil (*rétine*), qui occupe la cavité de la coque blanche ; de là part un *gros nerf* (*nerf optique*) qui conduit jusqu'au cerveau l'impression lumineuse, faite à la membrane nerveuse (*Fig.* 20).

L'œil est, comme on le voit, un organe très délicat, que la moindre violence ou l'absence de propreté peut altérer. Les globes des yeux sont protégés par les *orbites osseux* où ils sont enfoncés, et surtout par les *paupières*. Les *paupières* sont des voiles très mobiles qui, en se rapprochant et se fermant, préservent les

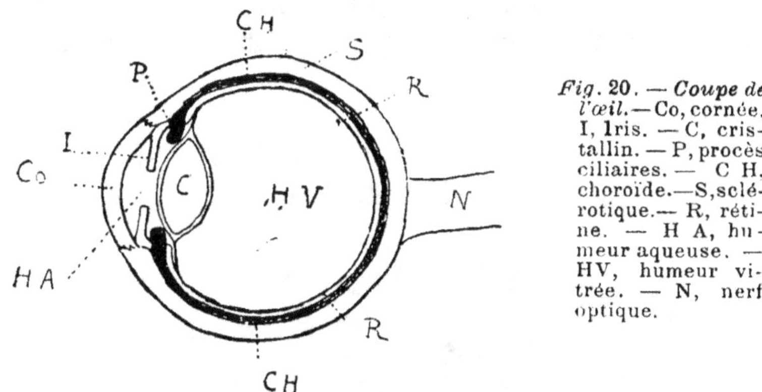

Fig. 20. — *Coupe de l'œil.*—Co, cornée, I, Iris. — C, cristallin. — P, procès ciliaires. — C H. choroïde.—S, sclérotique.— R, rétine. — H A, humeur aqueuse. — HV, humeur vitrée. — N, nerf optique.

yeux des poussières et autres corps irritants. Sur le bord des paupières se voient les *cils* ou *poils*, qui, chez les malades, demandent parfois des soins de propreté tout particuliers.

Les *larmes*, qui sont produites par une glande (*glande lacrymale*), coulent entre les paupières, et, après avoir mouillé les yeux, s'écoulent dans le nez par un conduit qui part de l'angle interne de l'œil, et qui porte le nom de *canal nasal*. C'est pour cela que, lorsqu'on pleure, on éprouve un fréquent besoin de se moucher. L'infirmière est souvent chargée du soin de mettre un collyre dans les yeux ; elle doit, pour cela, faire coucher le malade bien horizontalement, en enlevant un des oreillers (ou s'il est debout, on lui fait renverser la tête fortement en arrière) et elle laisse, à l'aide d'un compte-gouttes, tomber quelques gouttes dans la partie de l'œil qui est voisine du nez, ou angle interne ; il existe là une petite fossette où le liquide reste ; on commande alors au malade d'ouvrir et de fermer les paupières deux ou trois fois ; le liquide pénètre ainsi de lui-même dans l'œil.

2° Les organes de l'*ouïe* sont les *oreilles*. Elles se composent : *a*) D'un *pavillon*, qu'on voit à l'extérieur et

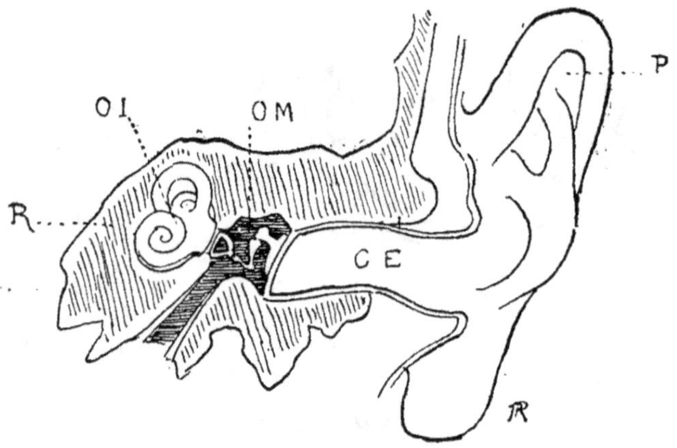

Fig. 21. — *Coupe de l'oreille.* — P, pavillon. — C E, conduit auditif externe. — O M, oreille moyenne. — O I, oreille interne. — R, Rocher.

qu'on appelle *oreille externe.* Ce pavillon est un cartilage (craquelin) revêtu par la peau. Il dirige les sons vers le conduit. — *b*) D'un *conduit* dont on voit l'ouverture au centre du pavillon : on l'appelle *conduit auditif externe.* — *c*) Au fond du conduit est une membrane très délicate, qu'on appelle le *tympan.* — *d*) Enfin, derrière le tympan, existent plusieurs appareils d'une exquise délicatesse où vient se rendre le *nerf* qui met l'oreille en communication avec le cerveau (*nerf*

4.

auditif). Le *conduit auditif externe* exige souvent des soins de propreté ; mais, pour le nettoyer, il faut bien se garder d'y introduire profondément un corps dur, tel qu'une allumette ou le bout d'un crayon ; on s'exposerait à déchirer la membrane qui est au fond. En général, le bout du petit doigt revêtu d'un linge ou le coin d'une compresse roulé finement suffisent pour enlever les poussières et le *cérumen* (1). — Parfois, le chirurgien ordonne de faire des *injections* dans l'oreille ; l'infirmière, alors, aura soin de ne pas enfoncer trop loin le bout de la seringue, et elle poussera le liquide avec douceur (*Fig.* 21).

3° L'*organe de l'odorat* est une membrane située profondément dans le *nez* ; de cette membrane part un nerf qui va au cerveau.

4° L'*organe du goût* est la membrane rouge ou *muqueuse* qui recouvre la *langue*.

5° Enfin, le *toucher* a pour organes une multitude de petits appareils dispersés dans la *peau*, principalement aux mains, où viennent se terminer des filets nerveux (*papilles*).

1. De *cera*, cire. Humeur jaunâtre onctueuse, qui se trouve dans l'oreille.

CHAPITRE VI.

Viscères.

On désigne, sous le nom de *viscères*, les organes de la *respiration*, de la *digestion*, etc., exemples : les *poumons*, l'*estomac*, les *intestins*, le *foie*, etc. Nous ferons connaître, en quelques mots, l'aspect général de ces organes.

ARTICLE PREMIER. — Organes de la digestion.

Les organes de la digestion se composent : 1° De la *bouche*, où les aliments sont broyés par les *dents* et mélangés à la *salive*.

2° Du *pharynx*, ou *arrière-gorge*, ou vulgairement *gosier*, espèce de cavité en forme d'entonnoir, qui communique en avant avec la bouche, par une ouverture située entre la base de la *langue* et le voile du palais (*Fig.* 22).

3° De l'*œsophage*, long tube qui commence à la pointe de l'entonnoir pharyngien et qui descend le long du cou en avant de la colonne vertébrale, puis dans la poitrine, en avant aussi de la colonne vertébrale, et qui se termine en s'ouvrant dans l'estomac immédiatement au-dessous du diaphragme.

4° De l'*estomac*, vaste sac en forme de cornemuse,

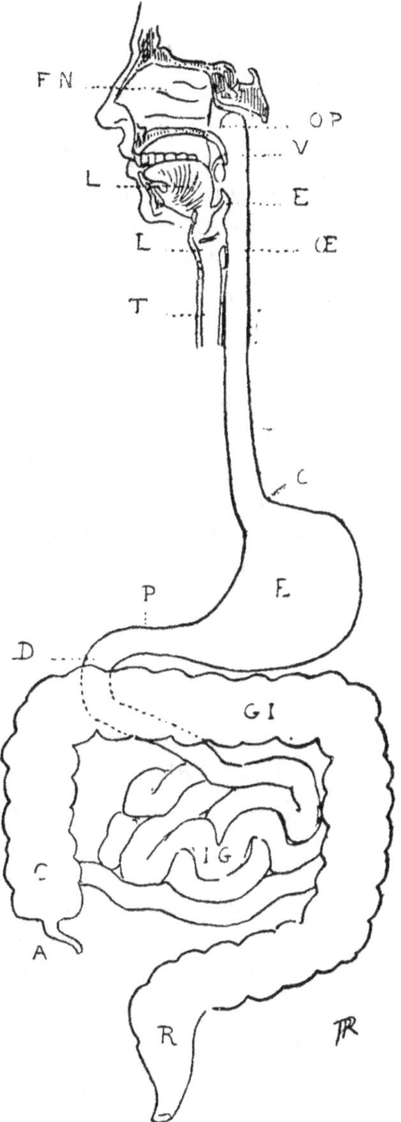

Fig. 22. — *Appareil digestif*,
— FN, fosses nasales. —
O P, orifice postérieur des
fosses nasales — V, voile
du palais. — L, Langue —
E, épiglotte.— L, larynx,
T, trachée-artère. — Œ,
œsophage. — E., Esto-
mac — C, Cardia. — P,
pylore. — D, Duodénum.
— IG, intestin grêle. —
GI. gros intestin.—C, co-
lon. — A, appendice iléo-
cœcal.

où les aliments s'ac-
cumulent et subissent
une première diges-
tion. L'estomac oc-
cupe la partie supé-
rieure du ventre, et
correspond à la pointe
du sternum, à une
région de l'abdomen
qu'on appelle *épi-
gastre* (1).

5° De l'*intestin grêle*,
tube du volume à peu
près de deux doigts.
(C'est avec l'intestin
grêle du porc que les
charcutiers font le
boudin.) L'intestin
grêle remplit tout l'*ab-
domen*, et y forme de
nombreux replis très
mobiles les uns sur
les autres, mais atta-

1. De deux mots grecs
signifiant l'un *sur* et l'autre *ventre*.

chés cependant par une membrane à la colonne vertébrale. Sa longueur est de 8 mètres (*Fig.* 22).

6° Du *gros intestin*. Après avoir formé tous ses plis
et replis, l'intestin grêle s'abouche au niveau de l'os
iliaque droit, dans le flanc droit, avec le *gros intestin*.
Celui-ci a d'abord le volume du poing, puis devient un
peu plus petit, il monte tout le long du côté droit du ventre, se replie transversalement au-dessous de l'estomac,
gagne le côté gauche de l'abdomen, et descend dans
le flanc gauche. Là, il décrit une sinuosité ou repli
en forme d'S, et il descend ensuite dans le bassin,
en avant du sacrum, pour se terminer à l'*anus* ou
fondement. On appelle *rectum*, la partie du gros intestin qui occupe le bassin. L'infirmière doit connaître parfaitement les courbes de cette partie terminale,
afin de ne pas blesser le malade lorsqu'elle donne un
lavement. Elle doit diriger la canule doucement *en
haut* pendant 2 à 4 centimètres, puis un peu d'*avant
en arrière*. L'*anus* ou *fondement* est un orifice fermé
par un muscle circulaire ou en forme d'anneau, qu'on
appelle *sphincter*.

En résumé, l'appareil de la digestion est un long
tube qui commence par un entonnoir au niveau de la
bouche et du pharynx, qui se dilate au niveau de
l'estomac, qui a de nombreux replis dans l'abdomen,
et qui se termine à l'anus.

Les parois de ce tube sont garnies de *glandes*
nombreuses, qui produisent un suc abondant. Ce suc
dissout les aliments et les réduit en un liquide épais
comme de la crème ou du sirop, qui est ensuite ab-
sorbé par les vaisseaux et conduit dans se sang. Les
aliments cheminent dans toute la longueur de ce tube,
parce que les parois sont pourvues de muscles qui, en
se contractant, poussent lentement les aliments de
l'estomac vers l'anus.

Outre les glandes situées dans les parois du tube intestinal, il existe encore deux autres glandes énormes qui versent leur suc dans l'intestin grêle et le mêlent aux aliments : ce sont le *foie* et le *pancréas*. — Le *foie* est une glande plus grosse que la tête d'un homme, qui occupe le côté droit de la partie supérieure de l'abdomen, au-dessous du diaphragme, derrière les côtes. Cette glande a un conduit (1), qui s'ouvre dans l'intestin grêle aussitôt après l'estomac. Elle produit de la *bile*, qui se mêle aux aliments, après qu'ils ont traversé l'estomac, et un *sucre* particulier que les vaisseaux sanguins recueillent, et qui, par conséquent, se mélange au sang. — Le *pancréas* est une glande de moindre importance, qui est cachée derrière l'estomac ; elle produit aussi un suc, le *suc pancréatique*, qui est versé dans l'intestin grêle par un conduit spécial.

La disposition des principaux organes de la digestion est celle que nous venons d'étudier, mais il est utile de donner encore quelques détails sur la *bouche* et le *pharynx*.

La *bouche* n'est pas seulement l'ouverture dessinée par les lèvres. C'est une *véritable cavité*, qui présente une paroi supérieure formée par la *voûte palatine* ou *palais* et le *voile du palais* : une paroi inférieure constituée par la *langue* ; des parois latérales, **représentées** par la face interne des *joues* ; une ouverture antérieure comprise entre les *lèvres*, et une ouverture postérieure qu'on appelle l'*isthme du gosier*. Cet isthme est limité par les *piliers du voile du palais* ; le voile du palais est un prolongement membraneux qui fait suite à la voûte osseuse du palais. Si on fait ouvrir largement la bou-

---

1. Conduit au *canal cholédoque*, c'est-à-dire qui reçoit ou contient la bile.

che d'un individu, ou qu'on se regarde soi-même dans une glace, on voit, au-dessus de la base de la *langue*, une petite languette rouge qui descend du voile du palais, c'est la *luette* ; de celle-ci partent quatre replis, qui forment des arcades : deux vont à la base de la langue, deux se rendent au fond du gosier. C'est l'espace compris entre les deux *piliers antérieurs*, espace qui a la forme d'une arche de pont, qu'on appelle l'*isthme du gosier*. Derrière les piliers antérieurs se voient, dans une fossette, les *amygdales*. La membrane rosée et lisse qui tapisse la face interne des lèvres, des joues, la langue, le palais, etc., en un mot, toute la bouche, est ce qu'on appelle la *muqueuse*. — La *muqueuse* existe sur toute la longueur du tube digestif, mais elle présente des caractères différents suivant les régions : ainsi dans l'estomac, elle diffère de celle de l'intestin grêle.

Pour compléter cette étude de la bouche, il nous faut encore parler des *dents*. Les dents forment deux arcades en forme de fer à cheval : elles sont implantées dans les *alvéoles* ou creux du rebord saillant des deux *mâchoires* : les dents de la mâchoire inférieure correspondent à peu près exactement à celles de la mâchoire supérieure.

On appelle *racine* de la dent la partie de dent qui est enfoncée dans l'alvéole, et on nomme *couronne* la partie qui est hors l'alvéole et qu'on voit dans la bouche. Une dent n'est pas un os : c'est un petit morceau d'*ivoire*, dont la forme varie avec les diverses espèces de dents. Une couche d'un vernis analogue à celui qu'on met sur certains vases les recouvre et leur donne leur aspect poli et brillant, c'est l'*émail*.

Les dents sont au nombre de *vingt* chez l'enfant, et

de *trente-deux* chez l'homme fait ou adulte. On sait que, chez l'enfant, vers l'âge de sept ans, les premières dents, ou *dents de lait*, tombent et sont remplacées par des *dents permanentes*.

Voici quels sont les *noms* et la *forme* des dents chez l'homme fait : on commence à compter du milieu de l'arc des mâchoires, sous la racine du nez. Il y a deux moitiés semblables, de telle sorte qu'il suffit de connaître les noms de la moitié d'une arcade dentaire. — En partant du milieu, on voit : 1° les *deux incisives*, dents coupantes par leur *couronne*, et dont la racine est un simple pivot ; deux incisives de chaque côté, cela fait quatre incisives pour chacune des mâchoires ; — 2° en dehors de celles-ci, une *canine* de chaque côté, dent aiguë par sa couronne, semblable à la grande dent du chien, mais plus petite chez l'homme (1) ; — 3° en dehors encore de chaque côté, *deux petites molaires*, dents dont la couronne est une pétite masse carrée, et dont la racine a deux pivots ; — 4° en dehors encore, de chaque côté, les *deux grosses molaires*, dents dont la couronne est plus massive que celle des petites molaires, et dont la racine a trois pivots ; — 5° de dix-huit à vingt-cinq ans, pousse une *troisième grosse molaire*, qui occupe tout à fait le fond de la bouche : c'est *la dent de sagesse*. En résumé, il y a pour chaque mâchoire :

Incisives.	4 dents.
Canines.	2 —
Petites molaires.	4 —
Grosses molaires	6 —
Total.	16 dents.

Pour les deux mâchoires, total : 32 dents. — Les *dents de lait* comprennent, à chaque mâchoire : 4 incisives, 2 canines, 2 petites et 2 grosses molaires.

1. On l'appelle *canine*, **du** mot latin *canis*, qui veut dire *chien*.

Le *pharynx* ou *gosier* est, avons-nous dit, une sorte
d'entonnoir membraneux qui, après la bouche, commence le tube digestif. De même qu'un entonnoir
reçoit les liquides et les laisse couler dans un vase

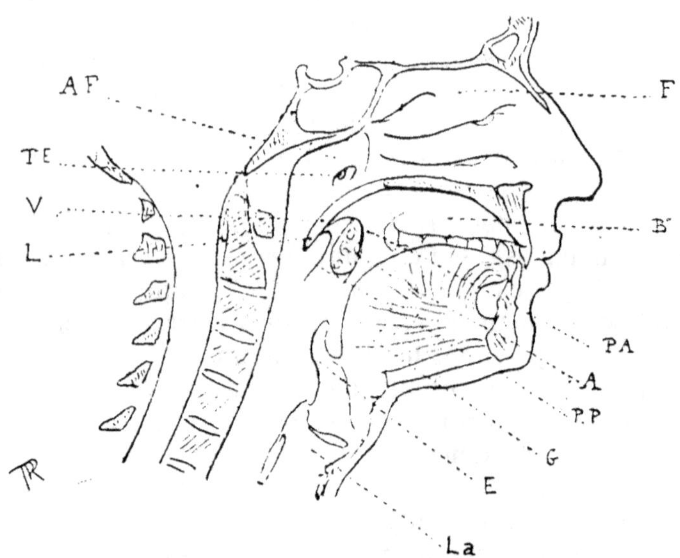

Fig. 23. — F, Cavité des fosses nasales. — B, Cavité buccale. —
V. Voile du palais. — PA, Pilier antérieur. — PP, Pilier postérieur. —
A. Amygdale. — G. Langue. — E, Epiglotte. — LA, Larynx. —
AF, Arrière-cavité des fosses nasales. — TE, Orifice interne de la
trompe d'Eustache.

disposé au-dessous, de même le pharynx reçoit les
aliments de la bouche et les dirige par le tube
œsophage vers l'estomac. Le pharynx repose en
arrière sur la colonne vertébrale : en haut, il s'attache
à la base du crâne ; en bas, il se rétrécit pour se continuer avec le tube *œsophage*. Mais, en avant, il est
ouvert d'abord au niveau de l'orifice postérieur des
fosses nasales, au-dessus du voile du palais ; au-dessous
du voile du palais, il communique avec la bouche,

par l'arcade que nous avons appelée *isthme du gosier*,
Plus bas encore, derrière la base de la langue, le
larynx, ou tube des voies respiratoires, vient s'ouvrir
dans le pharynx. Lorsqu'on respire par le nez et que
la bouche est fermée, l'air passe par l'orifice postérieure des fosses nasales, puis sur le voile du palais ; il
descend ensuite du pharynx dans le larynx.

Lorqu'on avale (ou déglutit) un aliment, le voile
du palais se tend, et empêche celui-ci de pénétrer du
côté du nez ; mais, en même temps, le gosier, dont
les parois sont musculaires, se contracte et chasse
l'aliment dans le tube œsophagien : c'est à ce mouvement qu'on donne le nom de *déglutition*. Une soupape
ou opercule, l'*épiglotte*, vient recouvrir l'ouverture du
larynx et empêcher les aliments de tomber dans le
canal respiratoire.

ARTICLE II. — Organes de la respiration.

Les *organes de la respiration* sont : le *larynx* et la
trachée, les *bronches*, les *poumons*, et la *cage thoracique*
avec ses muscles.

1° Le *larynx* et la *trachée* forment un tube résistant
et élastique, qui descend du cou dans le thorax. Le
larynx est la partie supérieure ou élargie du tube :
elle forme une sorte de tambour à air, dans lequel
sont disposées deux membranes (*cordes vocales*) que
l'air fait vibrer en entrant ou en sortant, et qui produisent la *voix*. Le larynx s'ouvre supérieurement
derrière la base de la langue, comme nous l'avons
déjà dit : c'est donc là que se fait la *prise d'air* pour la
respiration. C'est au larynx qu'appartient la saillie

médiane du cou qu'on appelle la *pomme d'Adam.* —
La *trachée* est un tube régulier descendant sur le
milieu du cou, en avant de l'œsophage, jusque dans
le thorax, où elle se divise en deux branches qu'on
appelle les *grosses bronches.* Les bronches et leurs ramifications sont comparables dans leur ensemble aux
branches d'un arbre.

2° Les *deux grosses bronches,* dont l'une va dans le
poumon droit, et dont l'autre se rend au *poumon gauche,* se divisent à leur tour en tubes de plus en plus
petits, destinés à distribuer l'air dans toutes les parties
des poumons. C'est à tous ces tubes, gros ou petits,
qu'on donne le nom de *bronches.*

3° Les *poumons* sont deux masses charnues, creusées
d'une multitude de petites cavités, qu'on appelle des
alvéoles, parce qu'on les a comparées aux cellules du
gâteau de cire des abeilles. Le poumon peut encore
être comparé à une éponge. Le *sang* circule dans les
parois de ces petites cavités remplies d'air. Il ne sort
pas de ses vaisseaux, mais il n'est séparé de l'air que
par une pellicule très mince, à travers laquelle l'air
filtre facilement. C'est ce *contact de l'air* qui vivifie le
sang, qui transforme le sang noir en sang rouge. —
Les poumons reçoivent le sang veineux de tout le corps
par la contraction du ventricule droit du cœur et par
les artères pulmonaires ; puis lorsque celui-ci, ayant
traversé les poumons, est vivifié, il revient au cœur
par les *veines pulmonaires :* c'est ce que nous avons
appelé la *petite circulation.*

4° *L'appel de l'air* dans les poumons a lieu par le jeu
de la cage thoracique, dilatée et resserrée tour à tour
par les muscles inspirateurs et expirateurs. Nous avons
déjà fait connaître ce mécanisme.

ARTICLE III. — Organes de la sécrétion urinaire.

On appelle *sécrétion urinaire*, la production de l'*urine* par des glandes spéciales. L'urine est séparée du sang par filtration à travers deux glandes qu'on nomme les *reins*.

Les *reins* ou *rognons*, comme on les appelle dans la langage ordinaire, sont situés dans le ventre, de chaque côté de la colonne vertébrale lombaire, au niveau de cette région du dos qu'on nomme vulgairement le bas des reins. Ils ont la *forme* de deux haricots. Au centre ou nombril du haricot se voient les vaisseaux qui entrent ou sortent de la glande. Le sang est apporté de l'aorte par une artère, qui le répand dans toute la substance du rein ; lorsqu'il s'est filtré dans cette glande, il revient dans la circulation générale par une grosse veine. La partie séparée par la filtration, l'*urine*, circule d'abord dans des canaux plus fins qu'un cheveu, puis elle se rend dans des canaux de plus en plus gros, et, enfin, elle s'accumule goutte à goutte dans un petit réservoir, qu'on appelle le *bassinet*, et qui est situé au niveau du nombril de la glande, derrière les vaisseaux du sang. — De chacun des *bassinets* partent deux *tubes* (*uretères*) qui descendent dans la cavité du bassin et vont porter l'urine dans un grand réservoir unique qu'on appelle la *vessie*.

La *vessie* a une forme bien connue ; c'est celle d'un gros œuf, dont la partie la plus étroite est derrière le pubis et se continue avec le canal qui sert à la vider, et dont la partie large ou base se voit dans le bassin. A mesure que les uretères versent l'urine dans la vessie, celle-ci se dilate ; elle peut contenir environ 500 à 600 grammes d'urine, c'est-à-dire un demi-litre, lorsqu'elle est moyennement dilatée ; mais chez les femmes en particulier, qui urinent moins souvent, elle est plus grande et peut contenir, quelquefois, près d'un litre. Lorsqu'elle est distendue par l'urine, on éprouve le *besoin d'uriner*, et, alors, survient une contraction de ses parois, qui sont musculaires, contraction qui chasse l'urine au dehors par un canal particulier. L'action d'uriner s'appelle la *miction* ; — le canal porte le nom d'*urèthre*. Chez la femme, il est très court et ne mesure pas plus de 3 à 4 centimètres : il va s'ouvrir à la *vulve* comme nous le verrons plus loin. — Chez l'homme, il est beaucoup plus long, puisqu'il a 15 à 18 centimètres, et il présente plusieurs courbures. Il vient se placer à la face inférieure de la *verge*, qu'il parcourt dans toute sa longueur. Nous reviendrons plus loin sur la description de l'*urèthre* de l'homme.

ARTICLE IV. — **Organes de la génération chez la femme et chez l'homme.**

Les *organes de la génération* sont ceux qui servent à perpétuer l'*espèce*, c'est-à-dire qui permettent à l'homme de s'associer avec la femme pour produire un être semblable à eux.

I. Les organes de la génération se composent, *chez la femme*, de la *vulve*, du *vagin*, de l'*utérus* ou *matrice*, de la *trompe* et des *ovaires*. (*Fig.* 24).

1° La *vulve* constitue l'ensemble des parties génitales de la femme, visibles à l'extérieur. Elle est constituée

par un orifice en forme d'O, dont les bords sont cir-
conscrits, d'abord par deux replis de la peau garnis
de poils, auxquels on donne le nom de *grandes lèvres*,
ensuite par des plis rosés, très sensibles, recouverts

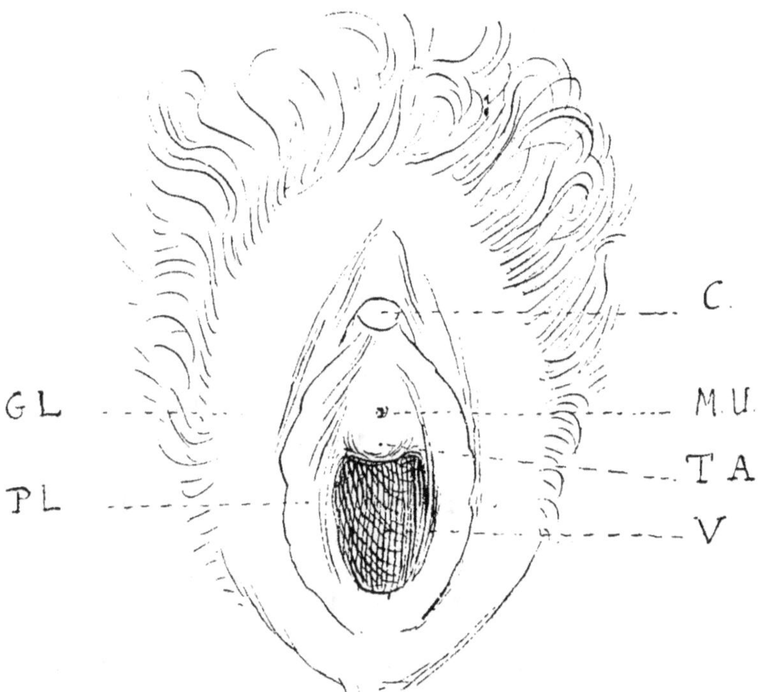

Fig. 24. — GL, Grande lèvre. — PL, Petite lèvre. — C, Clitoris. —
MU, Méat urinaire. — TA, Tubercule antérieur du vagin. —
V, Entrée du vagin.

par la muqueuse, et qu'on appelle *petites lèvres*. — A
la pointe supérieure de l'ouverture de la vulve se voit,
lorsqu'on écarte les lèvres, un petit organe érectile
qu'on appelle le *clitoris*. Immédiatement au-dessous
de celui-ci existe un petit *pertuis* laissant facilement
pénétrer une *sonde de femme*, c'est l'ouverture du canal

de l'*urèthre*, ou *méat urinaire*. Cette ouverture occupe une petite saillie nommée *tubercule du vagin*. Lorsqu'on veut *sonder une femme*, soit à découvert, soit sous les draps, c'est ce tubercule qui sert de point de repère, et toujours, quand on l'a reconnu, on trouve facilement le méat urinaire qui s'ouvre à son centre.

La partie postérieure de l'ouverture du vagin est un peu plus large, et porte le nom de *fourchette* de la vulve ; elle est située à 2 ou 3 centimètres en avant de l'anus. — Chez la jeune fille vierge, l'ouverture du vagin est en partie fermée par une membrane qu'on appelle l'*hymen*. — Le *pénil* ou *mont de Vénus* est la partie ombragée de poils qui recouvre le pubis. Chez la petite fille, les poils font défaut.

2° Le *vagin* est un *canal* plus étroit chez la vierge que chez la femme, et surtout que chez celle qui a eu des enfants. — Ce canal conduit à l'*utérus* ou *matrice*. Il est situé entre la *vessie* qui est en avant, et le *rectum* qui est en arrière. Il a une courbure dont la concavité est en avant ; lorsqu'on introduit une sonde pour les *injections vaginales*, il ne faut pas oublier l'existence de cette courbure. La longueur du vagin est d'environ 7 à 8 centimètres, et sa largeur admet avec peine les deux doigts, à l'état de moyenne grandeur. — Au fond du canal du vagin se voit le *col de la matrice*.

3° L'*utérus* ou *matrice* est la partie de la mère où se développe l'enfant pendant les neuf mois de la *grossesse*. Chez la femme qui n'est pas enceinte, la matrice est beaucoup plus petite que le poing ; elle a la *forme* d'une bouteille aplatie, dont le fond serait dans l'abdomen, dans le petit bassin, et dont le goulot serait dans le vagin. C'est à ce goulot qu'on donne en anatomie le nom de *museau de tanche* (1) : au centre de celui-ci se voit une petite ouverture, c'est celle de la matrice ; pendant 2 à 3 centimètres, le col de la matrice est creusé d'un canal trop petit pour admettre une sonde de femme ; mais ce petit canal s'élargit, et la *cavité* de la matrice pourrait loger facilement une grosse noix. — A mesure que l'enfant grandit, cette cavité se développe et elle finit par loger un enfant à terme tout entier ; à ce moment, la matrice occupe une grande partie du ventre, et son fond est bien au-dessus du niveau du nombril. — La cavité de la matrice est tapissée par une membrane muqueuse qui au moment des *règles* se gonfle, devient rouge, et saigne.

La *matrice* est suspendue dans le bassin par des *ligaments*; lorsque ceux-ci se relâchent, ce qui survient souvent aux *femmes* qui se lèvent trop tôt après leurs couches, la matrice descend dans le vagin jusqu'à la vulve, et la femme est atteinte alors d'une pénible infirmité, qu'on appelle une *descente de matrice*.

4° Les *trompes* sont deux petits conduits, du volume d'une plume d'oie, qui partent de chaque côté du fond de la matrice et qui vont vers les *ovaires*.

5° Les *ovaires* sont deux petits corps du volume d'une petite noix, situés de chaque côté de la matrice, à laquelle ils sont attachés par des *ligaments*. — Les ovaires produisent de petits *œufs* visibles seulement avec une loupe. Au moment des règles, la femme pond chaque fois un de ces petits œufs. Celui-ci s'engage dans la *trompe*, et il y chemine jusqu'à ce qu'il soit arrivé dans la cavité de la matrice. S'il n'est pas fécondé, là il disparaît ; s'il est fécondé, il se greffe

1. Ou encore *col de l'utérus*.

sur les parois de la matrice et s'y développe. C'est ainsi, en grandissant, et se développant, qu'il produira peu à peu l'enfant. Comme les petits des oiseaux. les hommes et un grand nombre d'animaux sont produits par le développement d'un *œuf*. Chez les oiseaux. la poule, par exemple, l'œuf est d'abord pondu, et c'est pendant qu'il est couvé que le petit se développe. L'œuf humain, au contraire, reste adhérent à la matrice, et l'enfant tout entier se forme dans le corps de la mère. Au bout de 9 mois, il a acquis son développement, et c'est à l'expulsion de l'enfant à terme. hors de la matrice, qu'on donne le nom d'*accouchement*.

II. Les *organes de la génération* chez l'homme sont, les uns renfermés dans l'abdomen, les autres situés en dehors de l'abdomen. Ils comprennent: 1° Deux *glandes* qu'on nomme *testicules*, et qui sont destinées à produire la liqueur fécondante, le *sperme*. Ces deux glandes sont contenues dans un sac de peau, pendu au-dessous du pubis, en avant de l'anus, qu'on appelle le *scrotum* ou *les bourses*. Entre le scrotum et l'anus, est une région anatomique formée de plans superposés de peau, de muscles et de tissus fibreux, qui ferment le détroit inférieur du bassin, qui en forment le *plancher*; c'est la *région du périnée*.

2° Un *conduit* qui, sortant de la glande, remonte dans la peau des bourses, et pénètre dans le ventre par une ouverture située de chaque côté du pubis. Ce conduit, appelé *canal déférent*, est entouré de vaisseaux ou de nerfs qui vont au testicule ou en reviennent, et l'ensemble, enveloppé par la peau, forme ce que les médecins appellent le *cordon*.

3° et 4° Le canal déférent, qui, après avoir traversé

5.

l'abdomen, se rend dans deux petits réservoirs qui contiennent le sperme, et qui sont situés derrière la *vessie* : ce sont les *vésicules séminales*. Celles-ci versent leur produit dans le canal de l'urèthre, en avant du col de la vessie, par deux petits canaux, les *canaux éjaculateurs*.

5° La *verge*, qui comprend deux sortes de cylindres disposés l'un à côté de l'autre, creusés de mille petites cavités, analogues aux trous d'une éponge : on les appelle les *corps caverneux*. Au-dessous des corps caverneux passe le *canal de l'urèthre*. Chez l'homme, ce canal a une longueur de 14 à 16 centimètres. Il décrit une série de courbures qui rendent l'opération du sondage difficile : aussi, jamais un infirmier ne doit se permettre cette opération, il peut blesser gravement le malade et créer ce qu'on appelle une *fausse route*. Le renflement qui termine la verge porte le nom de *gland* ; au centre, mais un peu en dessous, se voit l'ouverture ou *méat* du *canal de l'urèthre*. Le gland est le plus souvent recouvert par un repli de la peau qu'on appelle *prépuce*. Lorsque le prépuce est trop étroit, il ne peut être ramené en arrière du gland, et il peut arriver alors que, par suite de la malpropreté qui en résulte, il se produise entre le prépuce et le gland une inflammation plus ou moins forte.

Cette disposition du prépuce trop étroit s'appelle *phimosis* et nécessite souvent une opération (la *circoncision*). Lorsqu'elle existe, l'infirmier ne doit pas chercher à découvrir violemment le gland pour arriver à le nettoyer, car il risquerait de ne plus pouvoir ramener le prépuce en avant, et de produire ainsi un accident très douloureux et assez sérieux nommé *paraphimosis* ; il faut se borner à faire des injections dans la cavité du prépuce ; le reste regarde le chirurgien.

L'infirmière attachée à un service d'accouchements doit examiner avec soin les organes génitaux du nouveau-né ainsi que la conformation du rectum et prévenir le médecin si la *miction* et le *défécation* ne s'opèrent pas convenablement.

ARTICLE V.—Peau.

La *peau*, ou *tégument externe*, est la membrane qui recouvre toute la surface du corps. Elle se continue au niveau des orifices naturels (bouche, nez, anus, etc.), avec les *muqueuses* ou *téguments internes* (muqueuse buccale, muqueuse nasale, muqueuse rectale, etc.). Son épaisseur et sa sensibilité varient beaucoup d'une région du corps à l'autre. Elle est l'*organe du toucher* ; c'est au niveau de la pulpe des doigts que le *sens du tact* ou *toucher* se manifeste à son plus haut degré de développement.

La peau se compose de *deux couches*: la plus superficielle est l'*épiderme* ; au-dessous est le *derme*, dans l'épaisseur duquel se ramifient de nombreux *petits vaisseaux* et les *filets terminaux* des *nefs sensisifs*. C'est l'épiderme qui se soulève en forme de *cloque*, dans les cas de *brûlure* ou par le fait de l'application d'un *vésicatoire*. Il est très mince sur presque toutes les parties du corps ; mais à la paume des mains et à la plante des pieds il présente une épaisseur plus considérable. Il est insensible par lui-même ; c'est le derme qui est le siège de la sensibilité de la peau : si l'on ne touche pas le derme, on peut couper la cloque d'un vésicatoire ou d'une *tourniole* sans que le malade en ressente la moindre douleur.

La peau présente deux espèces de *glandes*: les unes

sont destinées à sécréter la *sueur* : ce sont les *glandes sudoripares*, à l'orifice desquelles la sueur vient perler lorsqu'on a très chaud ; les autre ont pour rôle de déverser à la surface de la peau une matière grasse, onctueuse (*matière sébacée*) : ce sont les *glandes sébacées*, qui sont presque toutes annexées aux *follicules pileux*, c'est-à-dire aux petites cavités, creusées dans l'épaisseur du derme, dans lesquelles sont implantés les *poils* que l'on observe sur les diverses parties du corps.

Au niveau de la face dorsale des phalangettes des doigts et des orteils, l'épiderme est remplacé par les *ongles*. Le derme sur lequel ils reposent par leur face profonde, et auquel ils adhèrent très solidement, porte le nom de *lit de l'ongle*. La peau du dos du doigt se prolonge sur la partie supérieure ou *racine de l'ongle*, et la recouvre dans une étendue de quelques millimètres ; ce prolongement de la peau se réduit en avant à une mince lame épidermique qui forme la sertissure de l'ongle. Lorsqu'on ne soigne pas ses mains, cette lame épidermique se fendille et se rebrousse dans le sens de la longueur du doigt, et il en résulte ce que l'on appelle des *envies*. Quand l'ongle est tombé par suite d'une cause quelconque, c'est sous ce repli qu'on voit reparaître l'ongle nouveau, qui peu à peu vient recouvrir le derme sous-unguéal (ou lit de l'ongle) laissé à nu par la chute de l'ongle ancien. La peau forme sur les bords latéraux de l'ongle des replis plus ou moins épais. Ces replis sont surtout marqués sur le gros orteil ; si les ongles sont mal rognés, ou bien si l'on porte des chaussures trop serrées, le bord de l'ongle vient blesser leur fond, et il résulte de là ce qu'on nomme l'*ongle incarné*.

Au-dessous de la peau, entre elle et les parties qu'elle recouvre, se trouve un tissu lamelleux, dans lequel existe une quantité de graisse variable suivant les sujets et suivant les régions du corps que l'on considère : c'est le *tissu cellulaire* ou *sous-cutané*. Ces masses blanchâtres plus ou moins grasses et plus ou moins soufflées, que vous êtes à même de voir journellement à la surface du corps des animaux exposés à l'étal des bouchers, ne sont autre chose que du tissu cellulaire sous-cutané, à peu près identique au nôtre. Ce tissu est assez lâche sur la majeure partie des points du corps pour permettre à la peau de glisser dans une certaine étendue sur les parties profondes, et de se laisser plisser entre les doigts. Cette propriété est mise à profit par les bouchers, qui soufflent les animaux pour les dépouiller plus facilement, et elle vous explique comment il se fait que, chez l'homme, il se fasse si aisément sous la peau des *infiltrations étendues de sang* (grandes ecchymoses autour d'un foyer de contusion ou de fracture, — bleues), ou de *sérosité* (œdème, anasarque, hydropisie), ou de *gaz* (emphysème sous-cutané). C'est dans l'épaisseur du tissu cellulaire sous-cutané que doit être poussé le liquide des *injections hypodermiques* ou *sous-cutanées*, parce qu'il se répand sans difficulté et sans causer une douleur vive ; il n'en est pas de même lorsque, la canule n'ayant pas été introduite assez profondément, le liquide est injecté dans les aréoles du derme : alors, outre que l'injection pénètre mal, le malade ressent une souffrance cuisante, et l'on voit souvent survenir par la suite une inflammation plus ou moins intense au niveau de la piqûre. On évitera cet accident en ayant soin de soulever la peau en un pli épais au niveau du point où l'on veut faire l'injection, et d'introduire la canule à la base de ce pli, en l'enfonçant assez pour être sûr de traverser toute l'épaisseur du derme. Les *ramifications artérielles* destinées à la peau, les *veinules* correspondantes et les *troncs veineux* sous-cutanés rampent dans le tissu cellulaire sous-cutané. Il faut donc, lorsqu'on a une injection hypodermique à faire, s'éloigner des points où passent les veines importantes (pli du coude, face interne du bras, face antérieure de l'avant-bras, pli de l'aine, etc.), et examiner la région où l'on va piquer, pour s'assurer qu'il n'y existe aucun petit vaisseau appréciable à la vue ou au toucher. Nous ne parlons pas, à propos de ces notions d'anatomie appliquées au manuel des injections hypodermiques, des précautions à prendre vis-à-vis des artères, parce qu'il va de soi que l'on ne doit jamais faire ces injections sur leur trajet ni même dans leur voisinage.

DEUXIÈME PARTIE

Physiologie

PRÉLIMINAIRES

Généralités. — Définition. — Fonctions.

On donne le nom de *physiologie* à la science qui s'occupe de la manière *dont les organes fonctionnent*. — La *physiologie* est le complément nécessaire de l'*anatomie*. Celle-ci étudie, en effet, les organes de notre corps et les rapports qu'ils ont les uns avec les autres ; la physiologie, au contraire, les considère agissant de manière à produire la vie.

En ouvrant la boîte d'une montre et en regardant les rouages de cette machine et leur agencement, on fait l'*anatomie* de la montre : en considérant au contraire la manière dont les rouages sont entraînés par les ressorts et tournent sur leurs pivots on en fait la *physiologie*. Cette comparaison, tout en définissant bien le rôle des deux sciences, montre comment elles sont liées ensemble et comment il est impossible de connaître l'une si on ignore l'autre. — Le corps humain tout entier peut être comparé à une machine très compliquée, mais dont tous les organes concourent au même but et, de fait, toutes les fonctions sont intimement liées entre elles.

L'être vivant existe par lui-même et, d'autre part, il est en rapport avec le monde extérieur au milieu duquel il vit : de là une division importante dans ses fonctions. Les unes concourent à sa conservation, ce sont les *fonctions de nutrition*; les autres lui permettent de communiquer avec les autres êtres, ce sont les *fonctions de relation*. Voilà déjà une classification qui nous permet de simplifier notre sujet.

Il est certain que tous les animaux ne présentent pas le même degré de complication, mais nous ne nous occuperons ici que de l'homme puisque l'étude que nous faisons n'a d'autre but que d'arriver à le connaître pour remédier aux atteintes que la maladie peut apporter à ses fonctions. Examinons donc rapidement les éléments qui constituent la vie de l'être humain.

Une machine, une locomotive par exemple, qui produit du travail, use une certaine quantité de charbon, *aliment* que le chauffeur est obligé de jeter dans son foyer. — Il résulte de la *combustion* de ce charbon une quantité de *chaleur* et, de plus, il s'échappe de la cheminée de la locomotive de la fumée et des gaz qui sont le *produit des combustions* opérées dans la machine. Le résultat ultime est la production des *mouvements* de la machine qui peut se déplacer et exécuter un *travail*.

Continuons : la machine livrée à elle-même ne saurait manœuvrer, il y a auprès d'elle un mécanicien qui dirige ses mouvements et qui transmet aux différents organes ses ordres par des pièces de fer qui portent en tous points sa *volonté*.

C'est une notion grossière que tout le monde possède. Eh bien, elle est presque complètement applicable à la machine humaine. L'homme, pour vivre, est obligé d'introduire en lui des *aliments* qui ne sont en somme, que du charbon uni à d'autres principes. Ces aliments, nous les brûlons, et le résultat de cette combustion c'est le gaz acide carbonique qui s'échappe à travers notre poumon et que nous rendons à chaque expiration. D'où la *digestion* d'une part, et, d'autre part, la *respiration*. Comme tous nos organes travaillent à la fois, et que certains d'entre eux sont éloignés du centre où s'élabore la digestion des aliments, il y a tout un système, dont le but est de porter au loin le résultat de cette digestion, c'est le *système circulatoire*.

Nos *mouvements* sont le but même auquel concourent les autres fonctions, et c'est pour leur production que nous brûlons nos aliments et que nous usons même une partie de nos tissus. Mais, par-dessus tout, nous sommes des êtres ayant une individualité; par notre *système nerveux*, nous possédons la *volonté* et la *sensibilité*. Par lui aussi, nous avons le moyen de manifester ces deux qualités et de réagir sur le monde extérieur; par les annexes du système nerveux, par les *organes des sens*, nous sommes mis en rapport avec ce qui nous environne, et c'est par ces dernières fonctions, dites de *relation*, que nous différons des êtres vivants inférieurs, tels que les plantes, qui vivent et se reproduisent, mais qui sont incapables d'avoir la notion de ce qui se passe autour d'elles et de réagir par leur propre volonté. Ainsi, notre étude devra comprendre les fonctions suivantes :

FONCTIONS DE NUTRITION
{ *Digestion et sécrétions.*
  Circulation.
  Respiration. }

FONCTIONS DE RELATION
{ *Innervation.*
  Locomotion.
  Reproduction. }

SECTION PREMIÈRE

Fonctions de nutrition.

CHAPITRE PREMIER

Digestion.

La *digestion* est la fonction par laquelle les animaux séparent des matières alimentaires les principes qui peuvent être absorbés, pénétrer dans le sang et être utilisés, de ceux qui, étant inutiles, doivent être rejetés au dehors.

C'est, qu'en effet, les *aliments* qui nous sont nécessaires ne peuvent pas, d'emblée, être introduits dans notre sang. Beaucoup sont solides et ont besoin de passer à l'état liquide pour pénétrer dans nos vaisseaux et devenir, en fin de compte, partie intégrante de nous-mêmes. Or, nous avons en nous des organes qui sécrètent des liquides, dont la propriété est précisément de liquéfier les aliments solides et de les rendre ainsi aptes à l'absorption.

Nous ne pouvons pas, ici, suivre toutes les évolutions que subit l'aliment depuis l'instant où il est introduit dans la bouche jusqu'à celui où il est brûlé dans le sang. Il nous faudrait des connaissances très complètes de chimie. Nous nous contenterons de signaler les transformations qu'il éprouve, et nous ferons, en même temps, connaître le mécanisme de chaque organe.

L'aliment, pour être porté à la bouche, qui constitue l'ouverture supérieure du tube digestif, doit être saisi par un organe spécial. Beaucoup d'animaux *prennent* directement leurs aliments avec leur bouche et les déchirent avec leurs dents. L'homme porte l'aliment à sa bouche au moyen de ses mains ; il faut même remarquer, ici, que le mouvement qui consiste à porter la main à la bouche est favorisé par la nature même, puisque la forme de l'articulation du coude est telle que, dans la flexion directe du bras, la main arrive tout droit à la bouche, sans même qu'une volonté spéciale ait besoin d'intervenir.

Voilà l'aliment arrivé à la bouche ; mais avant d'y pénétrer, il passe au-dessous des narines, et c'est là une précaution utile de la nature, car il subit là un premier examen et il est rejeté immédiatement s'il répand une odeur mauvaise. Chez nous, cela n'a pas beaucoup d'importance, parce que nous avons déjà pu juger l'aliment en le préparant ; mais voyez les animaux : combien de temps ne flairent-ils pas leur nourriture avant de se décider à s'en emparer !

L'aliment arrive aux *lèvres*, organes très délicats du toucher, qui interrogent son degré de résistance. Enfin, il pénètre dans la bouche et là, il doit être tout d'abord divisé. La *mastication* est absolument nécessaire. Vous savez très bien que pour faire fondre plus vite du sucre dans un verre d'eau, on le casse en petits morceaux. On pile le sel de cuisine pour la même raison. Il faut donc que l'aliment soit réduit en bouillie pour être mieux attaqué par les *sucs de l'estomac*. On comprend dès lors pourquoi les vieillards qui n'ont plus de dents digèrent si mal ; ils avalent les morceaux entiers et leur estomac est incapable de les digérer. Il ressort encore de cela que si on donne de la nourriture à un enfant ou à un convalescent affaibli, il faudra lui choisir des aliments déjà divisés, des bouillies et des viandes hachées.

En même temps que les aliments sont divisés dans la bouche, ils s'y imprègnent de *salive*. Ce liquide n'a pas seulement pour but de les réunir en une sorte de pâte plus facile à avaler, elle a encore sur eux une véritable action digestive. Ainsi, elle dissout d'abord toutes les substances solubles dans l'eau et, de plus, elle transforme en sucre l'amidon qui se trouve dans les aliments féculents comme le pain, les légumes, les pommes de terre, etc. On voit que le rôle de la salive est très important.

Aussi doit-on très soigneusement mâcher les aliments ; rien n'est mauvais comme de manger vite ; on surcharge l'estomac d'aliments sur lesquels il n'a pas d'action, et chacun a très bien éprouvé qu'après un repas précipité, on a la digestion pénible et l'estomac lourd. C'est pour la même raison qu'il est mauvais de lire en mangeant, on en arrive à avaler les morceaux entiers et la digestion n'en est que plus mauvaise.

Enfin, on sait très bien que dans certaines maladies (fièvres typhoïdes, fièvres putrides, choléra, etc.) la bouche devient sèche, la salive n'est plus sécrétée ; il faut, à ce moment, s'abstenir de donner au malade des aliments mal choisis qui ne seraient qu'une surcharge sans profit pour son estomac.

La salive est sécrétée par des *glandes* situées le long de la mâchoire inférieure ; on les nomme *parotide* (1), *sous-maxillaire*, *sublinguale*. Les canaux de ces glandes

1. De deux mots grecs signifiant l'un, *proche*, l'autre, *oreille*, près de l'oreille.

aboutissent en dedans des *joues*. Celles-ci ont pour usage de refouler sur les dents les aliments, pour qu'ils y soient broyés ; aussi, chez les vieillards et chez quelques paralytiques dont les muscles des joues sont affaiblis, voit-on des amas d'aliments se faire entre les joues et les gencives.

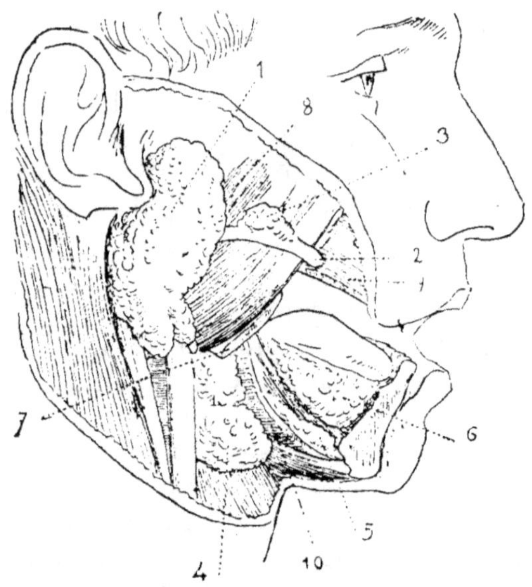

Fig. 25. — *Glandes salivaires* (d'après Baunis et Bouchard) : 1, parotide. — 2, canal de Stenon. — 3, parotide accessoire.— 4, glande sous-maxillaire. — 5, son prolongement antérieur. — 6, glandes sublinguales. — 7, maxillaire inférieur coupé en avant du masséter. — 8, muscle masséter. — 9, muscle buccinateur enlevé en partie .— 10, muscle mylo-hyoïdien.

Mais continuons à suivre la marche du *bol alimentaire*. Il glisse sur le bas de la langue et il arrive dans le pharynx, dans ce qu'on appelle vulgairement la gorge. Là, il rencontre un repli membraneux que l'on voit très bien sur soi-même en se regardant la gorge dans un miroir : c'est le *voile du palais*. Ce repli empêche l'aliment de passer en haut, dans le nez, et en bas, de retourner dans la bouche. Là, en effet, se trouve une sorte d'entonnoir composé de muscles qui se contractent sur le bol alimentaire comme les doigts se contractent sur l'objet qu'ils saisissent et le forcent à passer dans l'*œsophage*. (*Fig.* 25.)

Mais, à ce moment, le bol alimentaire passe sur *l'ouverture du larynx*. Il ne faut pas qu'il s'y engage, car cet organe est le premier des organes respiratoires. Si les aliments s'y introduisaient, ils le boucheraient et la mort suivrait rapidement. — Cela arrive bien quelquefois chez les gens qui avalent précipitamment des corps volumineux et chez les enfants qui mettent dans leur bouche les objets avec lesquels ils jouent. Et, nous-mêmes, nous éprouvons une grande gêne quand quelque parcelle alimentaire pénètre dans notre larynx ; nous appelons cela *avaler de travers*. — Si, en somme, c'est un accident assez rare, cela tient à ce que la nature a disposé sur l'orifice supérieur du larynx une sorte de *clapet* nommé *épiglotte*, qui vient pousser l'aliment lui-même et qui se trouve, par le fait même, renversé sur l'ouverture des voies respiratoires.

L'aliment passe très vite dans l'œsophage ; tout au plus y demeure-t-il une demi-minute. C'est qu'en effet, il ne *tombe* pas, mais les fibres de l'œsophage le serrent vivement et le poussent en bas. Comme l'œsophage est plus étroit que le pharynx, il peut arriver que des corps qui ont bien traversé le pharynx, viennent s'arrêter dans l'œsophage. C'est encore un accident assez fréquent chez les enfants et les aliénés.

Voici l'aliment dans l'*estomac*. Vous savez que cet organe est composé, en grande partie, de muscles. Ceux-ci ont pour but de produire des mouvements continus de l'organe pendant la digestion, de façon à bien brasser les aliments avec le *suc gastrique*. Mieux le mélange se fait, meilleure et plus rapide est la digestion. On comprend qu'il faille du liquide pour que le mélange se fasse bien. Aussi est-ce une règle d'hygiène de boire un peu pendant la digestion. Les peuples du Nord, qui ont besoin de manger beaucoup, ont pris l'habitude de boire, après les repas, des boissons chaudes et abondantes, du thé en particulier. Tout le monde sait très bien que cela active et facilite la digestion.

Que se passe-t-il dans l'*estomac?* D'abord une partie des boissons est absorbée directement par les nombreux vaisseaux qui sillonnent sa paroi, ensuite un certain nombre d'aliments, et cette fois ce ne sont plus les *fécules*, mais bien les *viandes*, les aliments dits *albuminoïdes* qui sont transformés. L'estomac sécrète un suc qui a la propriété de liquéfier rapidement toutes les substances analogues à la viande, et qu'on désigne sous les noms d'*albumine*, de *fibrine*, etc. De sorte que les féculents ayant été liquéfiés par la salive et les albuminoïdes par le *suc gastrique*, la plus grande partie de la digestion se trouve achevée.

La digestion dans l'estomac dure environ trois heures ; beaucoup de sang se porte, en ce moment, à cet organe, tant pour la sécrétion du suc gastrique que pour l'absorption des aliments devenus liquides. Il est donc dangereux de rien faire alors qui puisse troubler la digestion, ainsi il est mauvais de se mettre à l'eau, de prendre un bain de pieds, etc. Le moindre accident qui puisse alors arriver, c'est l'absence de digestion, et alors les aliments sont rejetés par *vomissement* ou bien ils sont précipités dans l'intestin et sont rendus sans avoir été transformés.

Quand les aliments ont été modifiés par les sucs de l'estomac, ils passent dans l'intestin et là ils rencontrent tout d'abord deux liquides nouveaux destinés à agir sur eux. L'un est sécrété par l'organe appelé *foie* : c'est la *bile*. L'autre est fourni par une glande appelée *pancréas*. Le *suc pancréatique* a plusieurs propriétés ; ainsi, il continue sur les fécules l'action commencée par la salive, de plus, il agit sur les *graisses*. En effet, jusqu'à présent, nous n'avions rencontré aucun suc agissant sur cette sorte d'aliments. Les graisses ne pourraient pas pénétrer directement dans le sang, si elles n'étaient entièrement divisées. Le suc pancréatique les émulsionne, c'est-à-dire qu'il les réduit en globules très fins, analogues à ceux qu'on rencontre dans le lait (1), de telle sorte qu'ils puissent traverser les parois de l'intestin et pénétrer dans le sang.

La *bile* a une action analogue ; elle est, de plus, un produit d'*excrétion*, c'est-à-dire qu'elle est composée de substances devenues inutiles et qui doivent être rejetées du corps. Au lieu de se verser au dehors, ces substances se jettent dans l'intestin et elles s'en vont en même temps que le résidu de la digestion.

L'*intestin* sécrète un suc spécial (*suc intestinal*) qui, outre qu'il aide les matières alimentaires à cheminer dans leur canal, a encore une action complémentaire et achève ce que ni la salive, ni les sucs gastriques ou pancréatique n'auraient pas fait.

L'intestin est assez long et il est muni de muscles qui forcent les aliments à cheminer toujours dans le même sens. Sa longueur est utile, car elle augmente la surface suivant laquelle les aliments digérés sont en rapport avec les vaisseaux sanguins. De là, une

---

1. Ce qu'on appelle des laits, le lait d'amandes, le lait de poule ne sont que des émulsions de la substance grasse des amandes ou de l'œuf. (Voir tome IV.)

absorption plus rapide et plus complète. Dans l'intestin, les matières alimentaires sont encore liquides. Si quelque circonstance vient arrêter la digestion, elles sont rendues telles qu'elles sont ; c'est ce qu'on appelle la *diarrhée*. Enfin l'intestin n'est pas aplati : pour que les aliments passent bien, il est toujours gonflé par des *gaz*. Ces gaz peuvent être sécrétés en trop grande abondance, alors ils s'échappent. Dans d'autres circonstances (péritonite, hystérie, etc.), ils s'accumulent et gonflent considérablement le ventre (*météorisme, tympanite*).

Arrivés au *gros intestin*, les aliments deviennent solides, ils constituent les *excréments*. Ils sont alors composés uniquement de substances inutiles à l'organisme, qui doivent leur coloration à la bile et ils sont rejetés à intervalles réguliers dans l'acte de la *défécation*.

CHAPITRE II

Absorption.

Jusqu'à présent, nous avons toujours dit que les aliments, devenus liquides, grâce à la digestion, étaient absorbés et pénétraient dans le sang, mais nous n'avons pas dit de quelle manière cela avait lieu et selon quelle loi. Il est certain que le sang étant contenu dans ses vaisseaux, les liquides ne peuvent arriver à lui qu'en traversant la paroi de ces vaisseaux.

— C'est ainsi que cela se fait en réalité. Un liquide traverse très facilement une membrane, à la condition que, de l'autre côté de la membrane, il y ait un liquide puis, *dense,* plus épais. Ainsi, mettons dans un sac formé de baudruche une solution de gomme arabique, puis plongeons le sac dans l'eau pure ; cette eau pure traversera la baudruche pour aller se mélanger à la solution de gomme. Or, le sang qui est dans les vaisseaux est très épais, les aliments digérés sont au contraire très étendus d'eau, ils traversent donc très bien la paroi des veines et des tout petits vaisseaux sanguins qu'on appelle des *capillaires,* puis ils se mélangent au sang et sont entraînés dans tout le corps.

A côté des veines qui seraient insuffisantes pour absorber rapidement les produits de la digestion, il y a encore dans l'intestin toute une série de vaisseaux qu'on appelle des *chylifères* et qui ne sont qu'une voie plus détournée que prennent certains produits de la digestion, les graisses émulsionnées en particulier, pour pénétrer dans le torrent circulatoire. En résumé, l'*absorption,* c'est le passage dans l'organisme des produits élaborés par la digestion.

CHAPITRE III

Circulation.

Nous avons dit que le *sang* était le liquide par lequel cette absorption avait lieu. Ce liquide est, de plus, le milieu dans lequel baignent tous nos organes et dont ils tirent leur nourriture. Quand une cause quelconque empêche l'apport du sang à un de nos organes, cet organe cesse aussitôt de fonctionner. Bien plus. il meurt rapidement, et cette mort partielle constitue ce qu'on appelle la *gangrène*. Quand le sang cesse d'arriver au cerveau, celui-ci cesse immédiatement ses fonctions, et cela constitue une des formes de ce que l'on connaît sous le nom d'*apoplexie*.

Comment donc est constitué ce sang qui est si nécessaire à la vie ? Quand on le voit à l'œil nu, on serait tenté de croire que c'est un *liquide* de couleur rouge. Il n'en est rien, le liquide du sang est presque incolore, seulement, il contient une quantité innombrable de petits corps colorés en rouge : ce sont les *globules sanguins*. Ces globules sont si petits qu'il en faudrait près de deux cents placés l'un à côté de l'autre pour faire un millimètre : ils ont la forme de pièces de monnaie. Ils s'empilent quelquefois les uns sur les autres. Ils sont si peu épais qu'il faudrait une pile de 1.000 globules pour faire un millimètre. A côté d'eux, il existe en petit nombre des globules non colorés qui sont plus gros et qu'on appelle des *globules blancs*. — Ainsi, le sang est constitué par des petits corps solides qui nagent dans un liquide. Ce liquide se nomme le *plasma*. (*Fig.* 26).

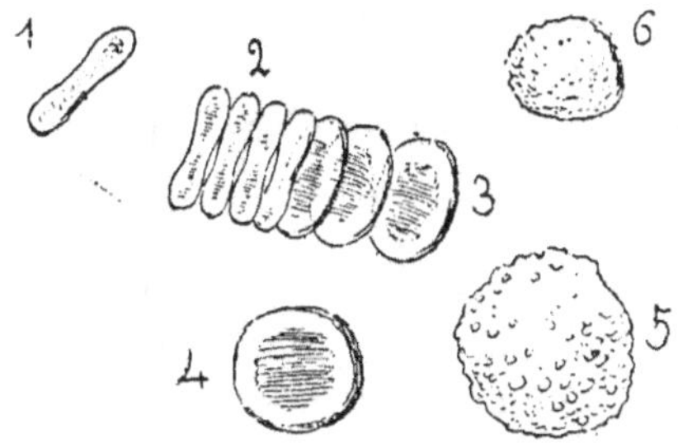

Fig. 26. — *Globules du sang* (d'après Ranvier): 1, globule rouge vu de profil. — 2, globules du sang réunis en pile. — 3, globule du sang vu de trois quarts. — 4, globule du sang vu de face. — 5, cellule lymphatique. — 6, petite cellule lymphatique.

Quand le sang s'écoule au dehors, dans une saignée par exemple. on s'aperçoit que, de liquide qu'il était, il devient tout d'un coup solide, il se *coagule*; il se caille. Cela est dû à une substance nommée *fibrine* qui se forme dans le liquide et qui se précipite en entraînant avec elle au fond du vase tous les petits globules qu'elle enserre dans ses mailles. Et il est bien heureux qu'il en soit ainsi, car si le sang n'avait pas cette propriété de se cailler, qu'arriverait-il quand un vaisseau serait ouvert? Tout le sang s'écoulerait au dehors et le blessé succomberait très rapidement. Au lieu de cela, les premières parties du sang qui arrivent au dehors se coagulent, elles forment alors un bouchon sur la plaie du vaisseau, et ce bouchon qu'on appelle *caillot* empêche l'*hémorragie* de continuer. Tous les moyens qu'on emploie pour arrêter les hémorrhagies ont donc pour but à la fois d'opérer l'occlusion directe du vaisseau (compression, froid, etc.), et, d'autre part, de provoquer la formation des caillots (perchlorure de fer, alcool, etc).

Nous avons déjà dit que le sang était absolument nécessaire à la vie : ce qui est le plus utile dans le sang, ce sont les *globules*. Certaines personnes ont un sang très pauvre de ces petits organes ; ces personnes sont pâles, décolorées et faibles ; on les dit *anémiques*.

A la suite de grandes hémorrhagies, la quantité totale du sang contenu dans le corps peut se trouver trop faible, le médecin pratique alors ce qu'on appelle la *transfusion du sang*, c'est-à-dire qu'il injecte au blessé du sang pris à une autre personne bien portante. Souvent, dans nos hôpitaux, on a vu des infirmiers assez dévoués pour subir une saignée et offrir une partie de leur sang pour ranimer un malade.

Si l'on examine le sang qui s'écoule dans une hémorrhagie, on s'aperçoit qu'il n'a pas toujours la la même couleur. Ainsi, le sang qui s'échappe d'une *veine* est *noirâtre*, tandis que celui qui s'échappe d'une *artère* est *rouge vif*. Dans les expériences que l'on fait en physiologie, on voit que le *sang* devient rouge après avoir traversé les poumons et qu'il redevient noir quand il a servi à la nutrition des tissus. Il est donc nécessaire qu'il circule pour pouvoir ainsi aller au loin porter la vie et revenir ensuite se revivifier dans les poumons.

Il n'y a pas bien longtemps qu'on sait que le sang circule. Les anciens croyaient qu'il était contenu dans les vaisseaux et que le cœur ne faisait que l'agiter. C'est il y a deux cents ans à peine, qu'un médecin anglais, Harvey, découvrit la *circulation*. — Celle-ci se fait au moyen d'un organe d'impulsion qui est le *cœur*. Le cœur chasse le sang dans des vaisseaux nommés *artères*, qui le portent dans l'épaisseur des tissus. Les *veines* reprennent ce sang et le ramènent au cœur. Vous savez qu'il n'y a tout d'abord qu'une grosse artère : l'*aorte*, qui part du cœur, puis se divise en une infinité de branches, se réduisant elles-mêmes en des vaisseaux fins comme des cheveux et qu'on a nommées pour cela *capillaires*.

Le *cœur* n'est en réalité qu'une pompe aspirante et refoulante qui pousse le liquide sanguin avec force à la fois vers les organes et vers le poumon. Comme le sang qui va aux organes a été revivifié dans les poumons, il importe qu'il ne soit pas mélangé avec le sang qui revient des tissus et qui est altéré. Aussi, comme vous l'avez vu, le cœur est-il double : il est partagé en deux par une cloison : d'un côté se trouve le sang rouge et de l'autre le sang noir. De plus, chacune des deux parties du cœur est divisée en deux. Au-dessous se trouve la partie active, celle qui chassera le sang par sa contraction, c'est le *ventricule* du cœur. Au-dessus se trouve un petit réservoir où s'amasse le sang entre deux contractions, c'est l'*oreillette*. Il y a entre chacune de ces parties des soupapes nommées *valvules*, qui se ferment d'elles-mêmes comme celles d'une pompe, de telle sorte que dans la contraction le sang ne peut pas retourner en arrière, il faut toujours qu'il aille en avant, les valvules sont comme autant de portes qui s'ouvrent devant lui et qui se referment après qu'il a passé.

Voici maintenant *comment se fait la circulation :* le cœur se contracte, il diminue de volume, il chasse donc le sang qui était dans sa cavité. Ce sang se répand dans les petits vaisseaux des tissus. Il nourrit ces tissus, puis il passe dans les veines qui l'amènent de l'autre côté de la cloison du cœur, dans ce qu'on appelle le *cœur droit*. Là une nouvelle contraction le pousse dans le poumon où il redevient rouge en présence de l'air. Les veines du poumon le reportent dans le cœur gauche qui le chasse de nouveau vers les tissus et ainsi de suite indéfiniment.

Les contractions du cœur se font d'une manière très régulière. S'il arrive que le cœur s'arrête un peu, on perd connaissance et on tombe en *syncope*. S. la syncope dure quelque temps, la mort est certaine.

Si de temps en temps le cœur s'arrête peu de temps, on dit qu'il y a dans ses battements des *intermittences*. D'autres fois, au contraire, il bat avec précipitation. on dit alors qu'il y a *palpitation*. Dans les maladies du cœur, les battements sont faibles ; le sang n'est plus poussé avec force dans les poumons, aussi ne se revivifie-t-il pas complètement. Le sang revient noir aux tissus, et les malades ont cet aspect bleuâtre qu'on observe si souvent. Le médecin dit alors qu'ils sont *cyanoses*.

Il y a un phénomène qui se rapporte à la circulation et dont l'explication doit venir ici, c'est le *pouls*. Le cœur chasse le sang dans les artères : celles-ci n'étant pas rigides, se gonflent sous l'influence de l'ondée sanguine ; c'est cette dilatation que perçoit le doigt appuyé sur une artère : c'est le pouls. Si en arrière de l'artère se trouve un os, l'artère ne peut se dilater que dans un sens. On sent donc mieux son mouvement ; aussi choisit-on pour l'*exploration du pouls* les artères qui passent sur des plans osseux.

On conçoit que le pouls donne des renseignements assez précis sur l'état du cœur, puisqu'il reproduit la fréquence de ses battements et la puissance de son impulsion. En outre, le cœur peut encore être exploré directement. En plaçant la main sur la poitrine, on sent le *choc* qu'il vient faire contre la paroi chaque fois qu'il se contracte. Ce choc est très fort chez les individus dont le cœur est considérablement augmenté de volume et atteint de ce que le médecin appelle *hypertrophie*.

A la région du cœur, on peut encore percevoir un

.utre phénomène, ce sont les *bruits*. Appliquez votre oreille sur la poitrine d'une personne et vous entendrez à chaque battement du cœur deux bruits bien distincts. Ces bruits sont produits par le claquement des valvules. Dans les maladies cardiaques, ces bruits sont très altérés. Ils sont remplacés par des bruits soufflants. De là l'importance pour les médecins d'ausculter le cœur.

Le cœur bat environ 60 à 70 fois par minute. Il projette le sang avec une certaine vitesse dans les artères. Cette vitesse a été mesurée, elle est d'environ un mètre en quatre secondes. Le sang coule moins vite dans les capillaires et dans les veines, mais, en revanche, le calibre total de ces vaisseaux est beaucoup plus grand. — Les vaisseaux ne contiennent que du sang. Les anciens croyaient qu'ils contenaient également de l'air. Il n'en est rien et même l'entrée de l'air dans les veines interrompt immédiatement la circulation dans les vaisseaux et devient une cause de mort très rapide.

La *respiration a une action très réelle sur la circulation*. Des respirations actives augmentent les battements du cœur. On peut presque arrêter cet organe en cessant de respirer. Enfin, nous ajouterons que le *système nerveux* influe vivement sur la circulation. De simples émotions morales donnent des battements de cœur. Certains nerfs ont même la propriété d'arrêter subitement et d'un coup ses battements. Mais le cœur a, en lui-même, un système nerveux spécial, il peut continuer à battre quand il est séparé du corps. Un cœur de grenouille peut ainsi battre pendant près d'une journée, après avoir été séparé de l'animal.

En résumé, notre sang est soumis dans l'acte de la circulation à une force dirigée toujours dans le même sens qui le force à porter dans tous les points du corps les produits de la digestion et de la respiration.

CHAPITRE IV

Respiration.

Prise dans le sens que lui donnent les gens du monde, la *respiration* est l'acte par lequel nous faisons pénétrer l'air dans notre poitrine. Pour le médecin et le physiologiste, la respiration est plus étendue : c'est la fonction par laquelle nous régénérons notre sang en présence de l'air dans un organe spécial qui est le *poumon*.

Nous avons vu plus haut que le sang qui a servi à nourrir les tissus était devenu noir en se chargeant des produits devenus inutiles à l'organisme : nous avons vu encore qu'après avoir traversé le poumon il était redevenu rouge ; voilà, en somme, l'*acte respiratoire* proprement dit, ou tout au moins la fin de l'acte respiratoire.

Il faut maintenant revenir à ce que nous disions au commencement de cet entretien. Nous comparions l'organisme humain à une locomotive et nous disions que, de même que dans la locomotive, le résultat des combustions (qui sont pour elle une sorte de *nutrition*) s'échappaient par une cheminée ; il en est ainsi chez nous, les résultats de nos combustion s'échappent par le poumon, la trachée-artère et les narines. Mais nous devons encore faire rentrer dans l'étude de la respiration la *combustion*, c'est-à-dire l'*usure des aliments* que nous brûlons en nous, comme la locomotive brûle son charbon dans son foyer. Ceci nous fait comprendre pourquoi il est nécessaire de diviser en deux parties la respiration et d'étudier d'un côté ce qu'on a appelé les *phénomènes mécaniques*, de l'autre les *phénomènes chimiques*.

Les *phénomènes mécaniques* sont constitués par la série de mouvements que nous faisons pour attirer l'air dans notre poitrine et pour le rejeter. Quel est en somme le *mécanisme* du thorax? C'est exactement celui d'un de ces soufflets avec lesquels on attise le feu. Quand on soulève les branches d'un de ces soufflets, on augmente sa capacité, et l'air se précipite à l'intérieur. — Quand on rapproche les branches, on refoule cet air au dehors en diminuant le volume de l'instrument. Notre poitrine se comporte exactement de même. De puissants muscles s'attachent autour de nos côtes et les attirent en dehors, comme tout à l'heure nos bras éloignaient les branches du soufflet. Le poumon augmente de volume et l'air se précipite dans les petits conduits où il est mis en rapport avec les vaisseaux qui contiennent le sang.

D'ailleurs, les côtes ne sont pas seules à prendre part à l'augmentation de la poitrine. Il y a, entre les poumons et les intestins, une sorte de cloison musculaire tendue comme une voûte : c'est le *diaphragme*. En se contractant, cette voûte s'aplatit, elle refoule (*Fig.* 7) les intestins devant elle et agrandit ainsi le thorax. On sent très bien cette augmentation de volume sur soi-même en faisant une grande *inspiration*, on se sent plus serré dans ses vêtements.

Dans l'*expiration*, au contraire, tous les muscles de

l'inspiration se relâchent, la poitrine diminue de volume et l'air qui a été mis en relation avec le sang est rejeté au dehors. Un autre mouvement d'inspiration suit bientôt, un mouvement d'expiration lui succède et ainsi de suite.

Dans l'état normal, nous faisons par minute de 12 à 16 mouvements d'inspiration et d'expiration. Mais dans certaines maladies où la respiration devient plus difficile, nous compensons par un *nombre* plus grand de mouvements l'ampleur que nous ne pouvons réaliser ; il y a alors ce qu'on appelle la *dyspnée*. Ce phénomène apparaît aussi quand, dans un violent exercice, une course rapide par exemple, notre sang s'est trouvé chargé d'une grande quantité de produits à rejeter. Nous sommes alors, comme on dit, essoufflés, nous respirons vite pour mettre en aussi peu de temps que possible une plus grande quantité d'air en relation avec notre sang.

Nous devons encore étudier ici quelques phènomènes accessoires. L'air, en se précipitant dans le poumon, produit du *bruit*. C'est ainsi qu'on produit un son plus ou moins aigu en soufflant dans un tube en papier ou dans une bouteille. Or, ce bruit varie suivant l'état où se trouve la poumon ; les maladies de cet organe influent beaucoup sur l'intensité, ou la nature du bruit que produit l'air en pénétrant dans son intérieur. C'est de cette connaissance qu'est née *l'auscultation*. Quand le médecin applique son oreille sur la poitrine, il entend le murmure produit par l'air dans le poumon, et de l'altération de ce murmure, il peut sûrement déduire la maladie qui a frappé l'organe lui-même.

Jusqu'ici nous n'avons parlé que de *l'acte respiratoire normal*. Il convient d'ajouter que dans bien des cas il est modifié. Ainsi le *bâillement* n'est qu'une longue inspiration ; le *hoquet*, le *rire*, le *sanglot* sont des secousses rapides et convulsives du diaphragme. — La *toux*, l'*éternûment*, sont des mouvements brusques et violents d'expiration, destinés à chasser au dehors des crachats qui s'opposent au libre passage de l'air dans les bronches. Comme on le voit, les phénomènes physiques de la respiration se résument dans les conditions de l'entrée et de la sortie de l'air qui doit pénétrer dans le poumon.

Pourquoi est-il nécessaire que cet air pénètre dans les organes respiratoires ? Pour le comprendre, il faut d'abord savoir que l'*air* qui nous entoure est composé de deux gaz, l'un se nomme *oxygène*, l'autre est l'*azote*. L'*oxygène* est le gaz actif, l'*azote* est un gaz inerte qui modère l'action de l'oxygène. L'azote est mêlé à l'oxygène de la même façon que l'eau est mêlée au vin, pour en diminuer l'action. Or, c'est cet oxygène qui doit aller se dissoudre dans le sang pour être ensuite porté dans l'intimité de nos tissus et y provoquer les combustions qui entretiennent la vie. L'oxygène se dissout dans le sang comme le *gaz carbonique* est dissous dans l'eau de Seltz. Et précisément le résultat des combustions qui se font dans nos tissus, c'est ce gaz carbonique ; il se dissout aussi dans le sang et quand ce sang arrive au poumon, le gaz carbonique se dégage à l'air libre comme il se dégage d'un verre d'eau de Seltz qu'on laisse au dehors. Voilà, sommairement, ce qu'est la respiration.

Résumons-nous : nous introduisons par la digestion des aliments dans notre sang. Là ils rencontrent le gaz oxygène qui les brûle de la même manière qu'il brûle l'huile d'une lampe, Il en résulte d'une part, de la *chaleur* : aussi notre corps est-il plus chaud que les objets qui nous entourent. Il en résulte ensuite du gaz acide carbonique qui se dégage dans le poumon et que la chimie retrouve dans l'air que nous expirons, de même qu'elle retrouve la fumée dans l'air qui sort de la cheminée d'une machine.

Pour comprendre la réalité de ces *phénomènes chimiques* de la respiration, il faudrait bien connaître une foule de détails que nous ne pouvons exposer ici. Qu'on se contente donc de la définition qui précède.

Ce que nous venons de dire de la respiration doit faire comprendre ce que c'est que l'*asphyxie*. L'*asphyxie* peut être causée par l'impossibilité de faire mouvoir le thorax (chez les individus atteints de pleurésie ou chez les malheureux qui sont pris sous un éboulement). Elle peut être due à l'obturation des voies aériennes (chez les pendus ou dans les cas où des corps alimentaires pénètrent dans la trachée). — Elle peut encore survenir, parce que le sang ne peut plus arriver au poumon pour y puiser l'oxygène. C'est ce qu'on voit chez les malades qui meurent d'une maladie du cœur : aussi leur sang reste-t-il noir et paraissent-ils d'une couleur bleue. — L'asphyxie peut encore dépendre de ce que l'air ne contient plus cet oxygène, si nécessaire à la vie, ou parce qu'il contient des gaz qui sont des poisons. Cela se voit dans l'asphyxie par la vapeur du charbon ou par les exhalaisons des fosses d'aisances.

On conçoit donc ce que doit être l'*hygiène de la respiration*. Il faut que l'air soit toujours pur et qu'il contienne toujours la proportion nécessaire d'oxygène. Or, l'air que nous *expirons* contient moins d'oxygène que celui que nous avons *inspiré*, puisque nous en avons pris une certaine quantité. Si nous sommes dans une *pièce confinée*, il arrivera un moment où nous aurons pris une trop grande partie d'oxygène.

L'air sera alors insuffisant à entretenir notre respiration. C'est ce qu'on voit dans les salles de spectacles où beaucoup de personnes sont entassées et où l'air est chaud et mal renouvelé. Cela se voit aussi malheureusement dans certaines salles de nos hospices où trop de vieillards sont accumulés. Il suffit d'entrer subitement au milieu de la nuit dans une pareille enceinte pour éprouver une sensation pénible et pour bien sentir que l'air n'est pas normal.

CHAPITRE V.

Chaleur animale.

Nous venons de voir qu'un des premiers résultats de la respiration était d'élever la *température*. C'est maintenant le moment d'étudier en détail cette température.

Nous avons une température supérieure à celle du milieu qui nous entoure, et, bien que nous nous refroidissions à toute minute, nous maintenons notre température toujours égale. Si on place dans l'aisselle d'un homme la boule d'un thermomètre, on voit ce thermomètre marquer 37° et demi environ. Cette température est la même qu'il fasse chaud ou qu'il fasse froid au dehors. Elle est égale chez les nègres qui vivent dans les climats torrides et chez les Lapons qui vivent au milieu des glaces.

Tous les animaux ne sont pas dans nos conditions : ainsi les oiseaux sont plus chauds que nous. Les reptiles, au contraire, et les poissons ont à peu près la température des milieux qui les entourent et cette température est variable. Aussi nous paraissent-ils froids.

On apprécie la température au moyen des *thermomètres* (Voir tome III). Si notre température est égale toujours, cela ne veut pas dire qu'elle est partout la même sur toutes les parties de notre corps. Ainsi les parties qui sont le plus exposées aux refroidissements, les pieds, les mains, la face, ont une température de plusieurs degrés inférieure à celle de l'aisselle ou du rectum.

Diverses causes peuvent faire varier la température humaine. La principale est la *fièvre*. On sait que les malades ont une température plus élevée que les personnes en bonne santé. Il suffit de placer sa main sur la peau pour s'en apercevoir. Le thermomètre est là qui vient encore rendre plus appréciable l'augmentation de chaleur. Et comme la fièvre est en raison de cette augmentation, on conçoit facilement combien la *thermométrie* est importante en médecine.

Une cause très active encore de variations dans la chaleur animale, c'est la contraction musculaire et les mouvements qu'elle produit. Tout le monde sait bien qu'on a plus chaud à la suite d'un violent exercice. On a pu mesurer directement la chaleur produite par un muscle qui se contracte. On a vu que la température était en raison de l'énergie même et de la durée de la contraction. — Une *température extérieure très froide* abaisse momentanément notre température. Mais ce n'est pas là un effet durable. — On a voulu utiliser cette donnée en faisant aux fiévreux des *lotions froides* et même en les plongeant dans des

bains froids : le médecin seul est juge de l'emploi de
ce moyen.

En résumé, dans l'état normal, les *combustions* qui
se font en nous s'équilibrent de telle sorte que notre
température demeure à peu près invariable. Elle ne
varie sensiblement que dans la maladie.

CHAPITRE VI.

Sécrétions.

Jusqu'à présent, nous avons étudié les fonctions de
nutrition dégagées de tous leurs accessoires. Elles ne
sont point aussi simples qu'on le pourrait croire
d'après ce que nous avons vu, et c'est maintenant le
moment de donner quelques détails nouveaux.

Ainsi, nous avons parlé de ces liquides qui, dans la
digestion, viennent transformer les aliments et permettre leur pénétration dans le sang. Nous n'avons
pas dit comment étaient fabriqués ces liquides. Nous
allons maintenant faire cette étude. Elle nous conduira,
de plus, à voir comment est éliminé le résultat définitif de nos combustions, ce qui en représente les
cendres, comme l'acide carbonique en représente la
fumée.

Les *sécrétions* des liquides de l'organisme se font au
moyen des *glandes*. Les glandes peuvent être comparées à des *filtres* qui laisseraient passer certaines substances en retenant les autres. Vous avez, par exemple,

un liquide trouble, vous le jetez sur un filtre ; celui-ci laisse passer la partie claire du liquide et retient les corps en suspension qui le troublaient. Une glande est une sorte de filtre ou plutôt d'assemblage d'un nombre considérable de petits filtres communiquant ensemble par de petits canaux, lesquels aboutissent à un grand canal central qui verse au dehors le produit de la sécrétion. Le sang vient sur la paroi de ces petits filtres et leur abandonne la substance qu'ils sont chargés de séparer. Ceci n'est d'ailleurs qu'une comparaison et ne représente pas absolument la réalité : mais cette comparaison devra suffire, car elle donne déjà une idée suffisante de ce qui se passe réellement. Pourquoi telle ou telle glande sépare-t-elle du sang plutôt telle partie que telle autre, c'est un point qui n'est pas encore élucidé. Cela semble tenir à la nature même du tissu qui la compose.

Les glandes ne fonctionnent pas d'une manière continue, mais seulement quand l'organisme a besoin des liquides qu'elles sécrètent spécialement. Ainsi la salive n'est que très peu sécrétée dans l'intervalle des repas ; en revanche, elle s'écoule avec abondance pendant que nous mangeons. Il suffit même qu'un aliment se présente à nous pour qu'elle soit immédiatement sécrétée en grande quantité. Nous disons alors que l'eau nous vient à la bouche. C'est bien la preuve que le *système nerveux* a une action directe sur les sécrétions, puisque la seule pensée peut arriver à les provoquer.

En somme, le produit de sécrétion est formé dans la glande ; la pression du sang, le système nerveux (soit directement. soit par l'action indirecte des objets extérieurs), amène sa formation en abondance. Il remplit alors les conduits de la glande et il se trouve ainsi spontanément rejeté au dehors. Cela est vrai, par exemple, pour les sécrétions dont nous avons parlé jusqu'à présent : la *salive*, les *sucs gastrique, pancréatique, intestinal*, etc. Quelques sécrétions ont lieu d'une façon à peu près constante, mais leur produit doit être rejeté au dehors en une seule fois : telles sont la *bile* et l'*urine*. Pour celles-là, il existe sur le trajet du conduit principal un réservoir (la *vésicule biliaire* pour la *bile*, la *vessie* pour l'*urine*), réservoir où le liquide s'accumule et d'où il est expulsé subitement au moyen de muscles spéciaux.

Voilà d'une façon générale le *mécanisme des sécrétions*. Disons maintenant un mot de quelques-unes des sécrétions, dont nous ne nous sommes pas encore occupés.

De l'urine.

L'*urine*, on le sait, est sécrétée par le *rein*. Elle s'accumule dans la vessie d'où elle est chassée irrégulièrement quatre ou cinq fois par jour. Dans l'état normal, la quantité d'urine expulsée est de 1 litre à 1 litre 1/2. L'été, on urine un peu moins, à cause de la sueur qui retire beaucoup d'eau à l'économie. Dans certaines maladies, la quantité d'urine excrétée est infiniment plus grande, elle peut aller à 5, 6 litres et même bien davantage. On dit alors qu'il y a *polyurie*. La quantité des boissons ingérées a beaucoup d'influence sur la quantité d'urine que l'on rend.

Il peut arriver que les conduits excréteurs de l'urine soient obturés, dans les *rétrécissements de l'urèthre* par exemple. La vessie alors se gonfle de liquide, se distend, le médecin peut la sentir au-dessus du pubis et la percuter : on dit alors qu'il y a *rétention d'urine*.

Dans d'autres cas, les muscles qui ferment normalement l'orifice par où l'urine s'écoule peuvent être fatigués ou impuissants, l'urine est alors rejetée en dehors de la volonté : on dit qu'il y a *incontinence d'urine*. C'est un accident commun dans l'enfance et dans l'extrême vieillesse. — L'infirmière doit renseigner très exactement le médecin sur ces deux *accidents, rétention* et *incontinence d'urine.*

Quelles sont les substances qui constituent l'urine ? Elle est d'abord formée en grande partie de l'eau de nos boissons. Mais cette eau tient en dissolution plusieurs substances. La plus importante, et la seule dont nous dirons ici un mot, c'est l'*urée*. Cette urée, c'est le dernier produit de la combustion de nos aliments. C'est la cendre de notre foyer. Nous la rendons par notre urine dans laquelle elle est soluble. Plus nous brûlons, plus nous produisons de chaleur (fièvre) ; plus nous prenons d'exercice, plus nous avons chaud, plus notre urine contient d'urée. Cela revient à dire que plus le foyer que nous constituons est actif, plus il produit de cendres. — Notre urine contient encore d'autres substances inutiles à l'organisme. Elles sont en petites quantités et ne nous en occuperons pas spécialement.

Ce que nous venons de dire s'applique à l'état de santé. Dans quelques maladies, le rein laisse filtrer d'autres éléments et en particulier un élément du sang lui-même qu'on appelle l'*albumine*. C'est dans l'*albuminurie* qu'on voit le médecin chauffer l'urine dans un tube de verre pour obtenir un précipité blanc qui lui révèle la présence certaine de l'albumine. — Dans d'autres cas (*diabète*), c'est du *sucre* que l'on trouve dans l'urine. Le médecin, pour le rechercher, chauffe l'urine avec une liqueur bleue (liqueur de Fehling ou liqueur de Barenvill) et il se forme un précipité jaune

7.

rougeâtre s'il y a la moindre trace de sucre. — Enfin, l'urine laisse quelquefois déposer des substances qu'elle contient anormalement ou en trop grande quantité. Ces substances se précipitent au fond des vases et adhèrent quelquefois très solidement. Supposez que cette précipitation se fasse dans la vessie même : voilà la source de ce qu'on appelle les *calculs vésicaux*, la *pierre*.

De la sueur.

Après l'urine, notre excrétion la plus importante est la *sueur*. La peau est remplie de ces petits filtres qu'on appelle des *glandes*. Là ils ne sont pas accouplés. Ils sont seuls et s'ouvrent directement au dehors.

On a vu dans la partie anatomique de ce travail que les *glandes sudoripares* sont en quantités innombrables. Elles laissent presque sans cesse écouler de la sueur : mais, comme cette sueur est immédiatement évaporée, nous ne nous apercevons même pas de la sécrétion. Qu'une cause pourtant vienne empêcher l'évaporation et nous nous trouvons bientôt inondés. C'est ainsi que la sueur s'accumule sous les vêtements imperméables en caoutchouc, dans les chaussures en cuir, sous les chapeaux de feutre, etc.

Quand nous sommes dans un endroit chaud ou quand nous prenons de l'exercice, la sueur coule en abondance et, en s'évaporant, elle nous rafraîchit. Mais il faut redouter que cette évaporation se fasse trop vite, dans un courant d'air par exemple, car le refroidissement serait subit et très intense et toutes les maladies qui tirent leur cause du froid pourraient nous atteindre.

La sueur est un liquide acide, incolore, et qui a une saveur saline. — La saison chaude et l'ingurgitation de boissons abondantes a une grande influence sur sa production.

De la bile.

La *bile* est un liquide jaune d'or, filant, ayant une odeur légère et une saveur amère. Elle est sécrétée par le foie ; elle s'accumule dans la vésicule biliaire d'où elle est rejetée dans l'intestin duodénum au moment où les aliments arrivent. Elle est en quantité très variable. Elle constitue un produit d'*excrétion* spéciale, qui se joint aux excréments et qui est expulsé en même temps qu'eux. La bile a encore un rôle chimique sur lequel nous ne pourrions nous étendre ici car il comporte des connaissances particulières.

Nous devons pourtant dire que, dans certains cas pathologiques, dans certaines maladies, la bile est sécrétée en beaucoup trop grande quantité, ou bien les voies qui lui donnent issue d'ordinaire se trouvent obstruées. Il en résulte qu'elle passe dans le sang. Le malade présente alors une coloration jaune toute spéciale de tout son corps : il a la *jaunisse*. C'est un accident fréquent dans les maladies du foie, mais il peut survenir à la suite d'une simple émotion, d'une colère : l'action du système nerveux est ici évidente.

La sécrétion biliaire est la seule voie d'excrétion qu'ait le fœtus pendant qu'il vit dans l'utérus maternel. Aussi le *méconium*, cette substance jaune verdâtre qu'il rend presque aussitôt venu au monde, n'est-il que de la bile épaissie.

Le foie ne sécrète pas seulement la bile. Il sécrète également du *sucre*. Ce sucre passe de là dans le sang directement et il est brûlé dans l'intimité des tissus : si, du sang, il passe dans l'urine, on dit qu'il y a *glycosurie*, accident ordinaire de la maladie appelée *diabète*.

CHAPITRE VII.

Nutrition.

Nous venons de voir bien rapidement ce qu'étaient les fonctions de nutrition. Jetons maintenant sur elles un coup d'œil général.

Notre corps est une machine. En fonctionnant il s'use, et les matériaux de cette usure devenus mauvais, sont expulsés. De plus, pour qu'il fonctionne, il nous faut des aliments, qui, d'une part, viennent remplacer les tissus usés (nutrition proprement dite ou *assimilation*), et d'autre part, viennent alimenter la source de notre chaleur et de nos mouvements (*respiration* et *chaleur animale*).

Ces aliments, dans l'état où les fournit la nature, ne pourraient pénétrer dans nos tissus, il faut qu'ils soient élaborés (*digestion*), pour qu'ils passent dans le sang (*absorption*). Ce sang doit les porter partout, dans tous les points de notre organisme (*circulation*). Enfin, il est nécessaire que des liquides d'une action chimique spéciale interviennent, tant pour préparer les aliments que pour dissoudre et entraîner hors de nous leurs résidus (*sécrétion*). Telle est la succession de faits qui assure l'intégrité et le renouvellement continuel de notre corps. — Nous devons maintenant rechercher comment nous sommes en relation avec les objets extérieurs et comment agit sur nous le monde ambiant.

SECTION II

Fonctions de relation.

Les *fonctions de relation* peuvent se diviser en deux catégories bien nettement distinctes. L'homme, considéré dans ses rapports avec les êtres extérieurs, nous présente à étudier les fonctions qui assurent son intégrité personnelle et celles qui lui servent à perpétuer son espèce.

Dans la première classe rentrent les *mouvements* qui nous permettent de nous déplacer, l'*action nerveuse* qui entretient et commande ces mouvements, les *organes des sens*, grâce auxquels nous avons la notion de la nature et de l'existence des autres êtres. — Dans la deuxième classe, nous trouvons les *fonctions de reproduction* qui perpétuent notre race et permettent son extension. Nous n'aurons pas à nous occuper ici de ces fonctions. Elles trouveront tout naturellement leur place avec l'étude sommaire que nous aurons à faire de l'*accouchement*, de la *grossesse* et de l'*allaitement*, dans une autre partie de ce MANUEL.

Entrons donc de suite dans notre sujet et recherchons de quelle manière se font nos *mouvements*.

CHAPITRE VIII.

Mouvements.

On peut dire que même dans l'immobilité apparente la plus complète, nous effectuons encore des mouvements. En fait, nous ne sommes jamais immobiles. Notre cœur ne cesse pas une minute de battre, notre poitrine ne cesse pas de se dilater et de se contracter. Les muscles de notre tube digestif sont toujours en action. Il n'y a même pas jusqu'aux muscles de nos membres qui ne soient toujours dans une demi-contraction pour maintenir notre attitude, même lorsque nous sommes couchés et que nous dormons. Mais on entend par *mouvement* proprement dit un déplacement dû aux muscles sous l'influence de la volonté. Il existe, en effet, des mouvements qui ne sont pas volontaires. Les mouvements de l'estomac, de la vessie, du cœur, se font sans que nous les commandions, sans même que nous en ayons conscience. Les mouvements des membres eux-mêmes peuvent ne pas dépendre de notre volonté. Ainsi une chute nous menace-t-elle, nous portons instinctivement les mains en avant, sans même raisonner et sans comprendre que c'est là, en effet, un bon moyen de protéger notre tête.

L'organe du mouvement est le *muscle*. C'est cette substance rouge qu'on appelle vulgairement la *chair*.

Nous avons vu qu'elle est composée de faisceaux placés les uns à côté des autres comme les fils d'un écheveau. Ces faisceaux sont contractiles, c'est-à-dire qu'ils sont comme s'ils étaient formés de caoutchouc toujours tendu qui pourrait se raccourcir à notre volonté.

C'est, en effet, de cette manière que se passe la *contraction musculaire*. Un muscle est tendu entre deux os à la façon d'une corde : s'il se raccourcit, il rapproche forcément les deux os. De là, *mouvement* de l'un des deux os sur l'autre qui est immobile. En même temps que le muscle qui se contracte, se raccourcit, il se gonfle. Rien n'est plus facile que de s'en convaincre. On n'a qu'à appuyer la main gauche sur le bras droit, au moment où on fait le mouvement de porter la main à la bouche, on sent que les doigts de la main exploratrice sont écartés par une force invincible.

Cette *contractilité* est une propriété propre des muscles. Il est nécessaire, pour qu'ils la conservent, qu'ils soient baignés par le sang. Si on empêche ce liquide d'arriver à un muscle, celui-ci perd très rapidement la propriété de se raccourcir. Cette faculté peut encore être abolie par d'autres causes que le *froid*. Un muscle qui s'est plusieurs fois contracté devient vite incapable de le faire encore. Il faut qu'il s'écoule un temps d'arrêt, sinon le muscle est frappé de cette sorte d'impuissance temporaire que nous appelons la *fatigue*.

Très rapidement après notre mort, il se passe dans nos muscles un phénomène spécial. Ils se contractent et se roidissent spontanément ; puis, bientôt, ils s'affaissent. Le phénomène qu'on appelle la *rigidité cadavérique* est un des meilleurs signes de la mort réelle.

En somme, la contraction de nos muscles, si elle

n'est pas subite, est toujours un mouvement très rapide qui ne dure qu'une fraction de seconde. Cela est vrai, au moins pour les muscles de nos membres. Il n'en est pas de même pour les fibres musculaires qui forment les tuniques de nos organes internes. Leur mouvement est très lent : on l'a comparé à celui des vers qui rampent sur la terre, de là le nom de *mouvement vermiculaire*.

On a vu dans la *partie anatomique* comment étaient constitués nos membres et les muscles qui les animent. Nous n'y reviendrons pas. Nous ferons simplement remarquer que l'engrènement de nos articulations est tel que la pression même de l'air maintient leur solidité, comme elle maintient l'adhérence d'une ventouse à la peau. C'est autant de travail de moins à réaliser pour nous. Enfin, nous ajouterons que, d'une manière générale, un muscle agit rarement seul. Toute une classe de muscles se met en mouvement pour maintenir l'harmonie. Et même, quand nous avons une grande somme de travail à fournir, tous nos muscles y concourent ; nous fixons même ceux de notre poitrine qui demeurent immobiles. Nous accomplissons ce qu'on a nommé le phénomène de l'*effort*.

Dans la simple *station* debout, il faut la contraction simultanée des muscles de nos membres inférieurs, de notre abdomen, de notre poitrine et de notre cou pour nous maintenir droits. On sait combien il est difficile, même à plusieurs personnes, de soulever un cadavre et de le maintenir droit après que la contractilité et la rigidité des muscles a cessé.

Nous ne voulons pas étudier ici tous les mouvements auxquels nos muscles peuvent donner lieu. Ils sont infinis. Nous nous contenterons de faire remarquer que c'est du déplacement subit qu'ils produisent dans une partie de notre corps, suivi du déplacement de la partie similaire du côté opposé, que résulte la *progression* dans tous ces modes : la *marche,* la *course,* le *saut,* la *natation,* la *danse.*

CHAPITRE IX.

De la parole.

Ce n'est pas seulement par nos mouvements que nous sommes en rapport avec les autres êtres. Nous pouvons communiquer avec eux par la *voix* et par une série de signes conventionnels qui constituent la *parole.*

L'*organe de la voix* est le *larynx.* C'est un véritable instrument à vent que nous mettons en action au moment de l'expiration avec l'air que nous rejetons au dehors et auquel nous donnons alors une certaine impulsion. La partie qui, dans le larynx, produit la voix, est formée par les *cordes vocales.* Ce sont deux rubans tendus par le passage de l'air qui les fait fortement vibrer. Par notre volonté, nous arrivons à les tendre plus ou moins fortement, et c'est ce qui constitue les modulations de notre voix. Il est possible de voir les rubans vocaux fonctionner sur un homme vivant, et cela au moyen d'un instrument appelé *laryngoscope.* C'est un petit miroir que le médecin introduit au fond de la gorge du malade et qui lui permet d'inspecter l'état des cordes vocales.

La voix n'est pas seulement produite par les cordes vocales. Elle est fortement renforcée par la bouche et surtout par les fosses nasales. De là la voix singulière et anormale de certaines personnes dont le nez est obturé par un rhume. La voix humaine est assez étendue, elle contient presque trois octaves. Mais les notes inférieures appartiennent à l'homme adulte, tandis que les supérieures sont propres à la femme et à l'enfant. Les modifications de la voix peuvent encore tenir à la résonnance plus ou moins grande du thorax (voix de poitrine) ou à celles des cavités supérieures (voix de fausset).

On conçoit, sans que nous insistions sur ce point, combien les mouvements respiratoires ont d'influence sur la voix. Ainsi les malades très affaiblis, qui ont à peine la force de respirer, ont-ils la voix très faible et comme cassée. Le talent du chanteur consiste pour une bonne partie à savoir régler sa respiration, de façon à produire les effets les plus continus avec la plus faible dépense d'air possible.

La *parole* est la voix modulée et transformée en signaux conventionnels qui représentent des pensées et qui s'appellent des mots. L'ensemble des mots constitue le *langage*.

Le larynx produit des sons simples qui sont les *voyelles : a, e, i, o, u,* et les *diphtongues : ou, eu oi, ai,* etc. Ces sons simples arrivent à la bouche renforcés par les fosses nasales, et là, ils sont accentués au moyen des lèvres, des dents, de la langue qui donnent les *consonnes*. Les consonnes ne peuvent exister seules ; elles ne sont que des modulations des voyelles. L'assemblage des voyelles et des consonnes forme les *syllabes :* les syllabes réunies forment les *mots* qui ont un sens et représentent une pensée.

L'homme seul possède la parole. Mais ce n'est pas

à dire pour **cela** que les animaux n'ont pas un langage rudimentaire par lequel, au moyen de sons peu nombreux et à peine modulés, ils transmettent des signaux à leurs semblables.

CHAPITRE X.

Organes des sens.

Si le *mouvement* et la *voix* nous permettent de communiquer avec les autres êtres vivants, les organes des *sens* nous font recevoir les diverses notions qui nous prouvent leur existence et leurs actions.

Les sens sont au nombre de cinq : la *vue*, l'*ouïe*, l'*odorat*, le *goût*, le *toucher*. C'est par ces modalités diverses que les corps extérieurs nous font connaître leurs qualités (*Fig.* 17).

De la vue.

Le sens le plus important est **certainement** celui de la *vue*. Son organe est l'*œil*. Placé immédiatement auprès de notre cerveau, à la partie supérieure de notre corps d'où il domine un plus grand espace, notre œil est muni d'*appareils accessoires* et de *parties essentielles*.

Examinons tout d'abord les *organes accessoires*. Ce sont, en premier lieu, les *sourcils*. Cette arcade avancée vient protéger l'œil contre les chocs directs. De plus, elle empêche les rayons venus directement des nuées de pénétrer dans notre œil et de nous éblouir. Les poils, dont est garnie l'arcade sourcilière, empêchent la sueur de notre front et les poussières de l'atmosphère de venir tomber entre nos paupières. Ces *paupières*, elles-mêmes, se ferment à la moindre menace ; elles s'abaissent quand la lumière est trop vive, quand nous voulons dormir.

L'œil est recouvert par une membrane très sensible qu'on appelle *conjonctive*, et comme il est nécessaire qu'il se porte tantôt sur un point, tantôt vers un autre, il est muni de *muscles* nombreux qui lui font prendre toutes les positions possibles. L'œil doit toujours être humide. S'il se desséchait, il deviendrait opaque comme est l'œil des cadavres. Aussi une glande spéciale verse-t-elle incessamment les *larmes* à sa surface. L'excès de ces larmes pénètre dans le nez par un canal spécial. Il en résulte que quand une émotion amène l'écoulement de ces larmes, c'est dans les fosses nasales qu'elles arrivent tout d'abord, avant que leur excès même les fasse s'épancher sur les joues.

Voilà pour les organes accessoires. On comprendra bien ce que sont les parties essentielles et en quoi consiste la *vision* si on veut bien faire l'expérience suivante. On prend une boite de carton dont on a enlevé le couvercle. On remplace ce couvercle par une feuille de papier huilé. Sur la face opposée au papier, on perce un trou avec une épingle. Immédiatement, on voit l'image des objets extérieurs se peindre sur le papier huilé avec tous leurs détails et toutes leurs couleurs.

C'est exactement ce qui se passe dans notre œil. Il

est, comme on sait, composé d'une chambre obscure percée d'un orifice en avant. C'est la *pupille* (prunelle). Cet orifice, grâce à un muscle spécial, peut devenir plus ou moins grand, suivant que l'éclat de la lumière est plus ou moins intense. En arrière, se trouve une membrane blanchâtre transparente, la *rétine*, sur laquelle les images extérieures viennent se peindre comme tout à l'heure elles venaient se dessiner sur le papier huilé de notre chambre noire. Il est très facile de voir qu'il en est bien ainsi en exposant à la lumière un œil que l'on vient d'enlever à un animal. Comme la membrane qui recueille l'image est sensible et qu'elle communique avec le cerveau par un nerf, nous obtenons l'impression de la lumière.

L'œil n'est pas absolument aussi simple que nous venons de le dire : il est muni de véritables lentilles, pareilles à des verres grossissants (*cristallin*), qui ont la propriété de donner aux images projetées une netteté qu'elles n'auraient point sans cela. Ces lentilles étant molles, bien que très transparentes, ont de plus la spécialité de pouvoir se bomber plus ou moins, de manière à conserver toujours la netteté des objets à quelque distance qu'ils soient. Cette faculté a été nommée l'*accommodation*.

La *portée de la vue* est une chose très variable suivant les individus. En général, nous ne voyons plus nettement les objets qui ne sont placés qu'à deux centimètres de notre œil. Certaines personnes voient bien les objets placés près de leur œil et cessent de pouvoir distinguer ceux qui sont au delà de quelques mètres : ce sont les *myopes*. Les *presbytes* ont le défaut contraire ; ils voient bien les objets éloignés, mais ne peuvent plus voir les objets un peu fins, les caractères d'imprimerie, par exemple, placés à peu de distance de leur œil.

Le fond de l'œil étant le siège réel de la vision, on conçoit que, dans beaucoup de cas de cécité, il soit frappé de lésions qu'on a intérêt à connaître. On a imaginé un instrument nommé *ophtalmoscope*, qui permet de voir le fond de l'œil chez une personne vivante. Le principe de cet instrument consiste à éclairer vivement le fond de l'œil au moyen d'un miroir dont on projette la lumière dans la pupille et de regarder au fond de l'œil au moyen d'un verre grossissant. On peut ainsi explorer la *rétine* ou membrane sensible de l'œil et voir de quelle lésion elle est frappée.

Nous ne dirons que quelques mots sur divers points de l'étude de la vision qui ne sont pas encore élucidés.

Ainsi, nous voyons avec *deux* yeux : il y a donc sur nos rétines deux images. Et pourtant, nous ne voyons pas double. Dans quelques cas, les *axes* de nos yeux ne concordant plus, nous avons la sensation de deux images, quand en réalité, il n'y a qu'un objet devant nous. Nous disons alors qu'il y a *diplopie*. Cette vision, avec deux yeux, a encore une autre influence : nos deux yeux étant l'un à côté de l'autre, leurs axes ne sont pas parallèles. Nous pouvons donc voir deux *faces* d'un même objet, d'où la sensation de relief, qu'arrive à reproduire si merveilleusement le stéréoscope.

Enfin, nous n'ajouterons qu'un mot sur la *dimension* des objets que notre vue peut apercevoir. Les objets les plus immenses sont aperçus, mais ils sont mal appréciés, faute de point de comparaison. Quant aux très petits objets, ils sont vus tant que leur dimension projetée sur la rétine est supérieure à celle d'un des éléments de cette membrane (1/20 de millimètre environ).

De l'ouïe.

L'*ouïe* est le sens qui nous donne la notion du *son*. L'organe de l'ouïe est l'*oreille*. La première chose que nous apercevons dans cet organe c'est une sorte de cornet flexible qui recueille les sons ; c'est le *pavillon* ; il est peu développé chez l'homme, mais il l'est beaucoup chez certains animaux (l'âne, le cheval, etc.), et même chez eux, il est mobile et peut se diriger du côté d'où arrive le son.

Après le pavillon vient le *conduit auditif* qui aboutit au tympan. Cette *membrane du tympan* est placée au bout du conduit et vibre au moindre bruit à la manière de ces vitres qui tremblent au moment où on produit un son analogue à celui qu'elles peuvent rendre. Cette vibration du tympan vient pousser une série de *petits osselets* articulés qui viennent frapper à leur tour sur une membrane qui recouvre un orifice nommé *fenêtre ovale*. Or, cette fenêtre ovale est l'entrée d'un canal très compliqué sur les parois duquel les *nerfs de l'audition* viennent s'épanouir. C'est donc, en somme, comme si chaque vibration du tympan venait frapper sur le *nerf acoustique*. Il en résulte le phénomène de l'audition.

Pour que la membrane du tympan vibre bien librement, il faut qu'il y ait de l'air de chaque côté. Aussi, un conduit spécial, la *trompe d'Eustache*, amène-t-il l'air qui est nécessaire en arrière de la membrane vibrante (Voir *Fig.* 21). Si la trompe se bouche, l'ouïe est diminuée ; il en est de même si on soutire un peu de l'air contenu dans le tympan. On peut s'en convaincre, en se fermant hermétiquement la bouche et le nez, et en avalant brusquement. On devient sourd pour quelques secondes.

En définitive, le son est recueilli par le pavillon, transmis par le conduit auditif jusqu'au tympan dont les vibrations sont communiquées au nerf auditif et au cerveau par les osselets d'abord et par le liquide de l'oreille interne.

De l'odorat.

On donne le nom d'*odeur* à des particules impalpables qui s'échappent de tous les corps et qui, mélangées à l'air que nous inspirons, viennent agir sur la *muqueuse* qui tapisse l'intérieur de nos fosses nasales. L'*odorat* de l'homme est assez développé, mais il n'est rien, si on le compare à l'odorat de certains animaux, à celui du chien, par exemple, qui peut très bien reconnaître le passage du gibier, rien qu'à l'odeur que celui-ci a laissée plusieurs minutes auparavant.

L'organe de l'odorat est, nous venons de le dire, la muqueuse qui tapisse notre nez. Cette muqueuse est repliée sur elle-même ; elle recouvre une grande quantité de sinuosités osseuses, ce qui augmente d'autant sa surface et permet par conséquent un contact plus prolongé et plus étendu avec l'air. Au-dessous d'elles se trouvent les *nerfs olfactifs* qui transmettent l'impression au cerveau. — Dans quelques maladies, le coryza, par exemple (rhume de cerveau), la muqueuse s'enflamme, se recouvre de mucosités et l'odorat est presque aboli.

Du goût.

Le *goût* nous donne la notion des *saveurs*. Son organe principal est la *langue*, surtout à sa partie postérieure. D'ailleurs la langue n'est pas le siège unique de la sensation des saveurs, toute la bouche et la face interne des joues participent à la gustation. L'arrière-bouche elle-même a la propriété de goûter. On peut s'en assurer en portant directement, avec un tube, des substances sapides sur ces points.

La salive a une grande influence sur la gustation, puisqu'elle dissout les corps et leur permet d'agir sur les nerfs du goût. Quand la salive est mal sécrétée, on dit qu'on a la bouche sèche et les substances les plus agréables perdent toute saveur. Chez nous, le goût est assez peu développé, il l'est beaucoup moins que l'odorat, et l'odorat lui-même est pour beaucoup dans l'appréciation de certaines saveurs. En particulier, ce que nous appelons le bouquet du vin, se perçoit bien plus par l'odorat que par le goût.

Du toucher.

Le *toucher* est répandu sur toute la surface de notre corps, mais il l'est d'une façon tout à fait inégale. Ainsi nos mains, notre visage sont beaucoup plus sensibles que notre dos. La pointe de notre langue est l'endroit le plus sensible de notre corps ; l'extrémité de nos doigts vient immédiatement après. Les parties généralement recouvertes de vêtements sont moins sensibles et ont moins besoin de l'être que les autres. Les muqueuses sont sensibles comme la peau, mais, à part dans les points où elles viennent affleurer au dehors, elles n'ont guère l'occasion de donner des notions de toucher. — La *douleur* n'est souvent qu'une exagération dans le sens du toucher.

Ce qui, dans notre peau, est l'*organe même du toucher*, consiste dans ces petites élevures réunies en lignes courbes que nous voyons sur l'extrémité de nos doigts et que l'on nomme *papilles*. Un nerf. enroulé d'une façon spéciale, vient à chacune de ces papilles et va porter jusqu'au cerveau les impressions qu'il a recueillies sur la surface cutanée. C'est donc par l'extrémité des nerfs que nous sentons et que nous souffrons. La continuité du nerf ne sert qu'à transmettre l'impression. Il en résulte que, si l'extrémité du nerf a été supprimée et qu'une douleur survienne dans le trajet, nous la rapportons toujours à l'extrémité que nous avions l'habitude de reconnaître comme siège de la douleur. Ainsi les amputés souffrent encore dans le membre qui a été enlevé. Cela tient à ce que des douleurs se produisant dans le nerf qui reste au moignon, les malades continuent à rapporter leur impression à la partie où se rendait primitivement le bout du nerf amputé.

On a cherché à apprécier la finesse du toucher. On y arrive en piquant simultanément la peau avec les deux pointes écartées d'un compas, qu'on rapproche jusqu'à ce que les deux impressions se confondent. Les points pour lesquels il faut le plus rapprocher les pointes, sont les plus sensibles ; nous les avons déjà signalés plus haut. (Voir tome III *Estésiomètre*).

Nous possédons encore une certaine sensibilité pour apprécier les *températures*. En réalité, un corps nous paraît froid quand il est au-dessous de notre propre température ; il nous paraît chaud quand il la dépasse. Ce qui constitue la sensation de température, c'est donc pour nous l'appréciation d'un gain ou d'une perte de chaleur. — Le toucher nous donne encore la notion du *poids* des corps, mais par un mécanisme différent. Nous déclarons qu'un corps est plus ou moins lourd suivant que, pour le soutenir, nous sommes obligés de faire un effort plus ou moins grand.

Le toucher est sujet à certaines *illusions*. La plus simple à constater est la suivante : on place une bille entre les lèvres ; elle paraît unique tant que les lèvres sont dans leur rapport normal, mais si on porte une lèvre à droite et une à gauche, on sent immédiatement **deux** billes qui semblent séparées par l'espace dont les points symétriques des deux lèvres ont été séparés.

Enfin, nous signalerons simplement une forme spéciale du toucher qu'on appelle le *chatouillement*. C'est une sensation accompagnée d'un rire involontaire et convulsif. Ce ne sont pas les parties les plus sensibles qui éprouvent le plus facilement cette sensation ; ainsi, la plante des pieds qui apprécie si mal la forme des objets, est extrêmement sensible au chatouillement.

CHAPITRE XI.

Innervation.

Plusieurs fois déjà dans l'étude sommaire que nous venons de faire des fonctions de notre corps, nous avons parlé d'une fonction qui domine toutes les autres, qui les met en mouvement et qui les règle, c'est l'*innervation*. Nous avons dit qu'elle était semblable à l'ouvrier qui dirige une machine puissante et qui en tient tous les organes sous sa volonté.

Le *système nerveux* se divise en deux parties, dissemblables par leurs formes et leurs propriétés. Il y a d'abord les *centres nerveux* (cerveau, moelle, ganglions), qui sont les sources du fluide nerveux et les organes des *facultés*. A côté d'eux, nous trouvons les *nerfs*, qui sont de simples conducteurs. Si, dans une expérience, on détruit un centre nerveux, on abolit à tout jamais la fonction à laquelle il présidait. Si on coupe simplement le nerf, on interrompt la transmission, mais la propriété du centre persiste.

Vous savez déjà que les *centres nerveux* sont composés de ce qu'on nomme des *cellules* et que les nerfs sont formés par des *tubes*. Ces *tubes* naissent des extrémités des *cellules* et viennent, après leur long trajet dans les tissus, se terminer aux organes qu'ils sont chargés d'animer ou de mouvoir.

8.

Nous avons dit que les *nerfs* étaient des conducteurs. En effet, ils sont de deux sortes, les uns *sensibles*, les autres *moteurs*, et il circule, en eux, un double courant. Exemple : Nous approchons le doigt du feu, nous ressentons une douleur, une brûlure : c'est qu'un courant est parti de l'extrémité du doigt et a porté la sensation au cerveau. Puis, la brûlure étant sentie, nous retirons vivement la main : c'est qu'un courant est parti du cerveau et a fait contracter les muscles du bras. Donc, deux courants, l'un allant vers les centres, l'autre en partant.

Ces deux courants ne traversent pas indifféremment tous les nerfs. Certains nerfs ne laissent passer que les *courants sensitifs*, les autres ne laissent passer que les *courants moteurs*. Ces différents nerfs sont très bien séparés au moment où ils vont pénétrer dans la moelle épinière. Tous les nerfs moteurs sont en avant, tous les nerfs sensitifs sont en arrière. Si, sur un animal vivant, on ouvre la colonne vertébrale, et si on coupe toutes les *racines antérieures* des nerfs, l'animal est incapable de se mouvoir. Il est devenu complètement insensible si on coupe les *racines postérieures*.

Nous avons vu tout à l'heure l'acte nerveux qui semble le plus simple : une *sensation* arrive au cerveau. et celui-ci envoie par notre *volonté* un ordre, grâce auquel nous réagissons. Eh bien ! cet acte peut encore être simplifié. Ainsi, nous subissons une sensation, il peut arriver que, sans que notre volonté intervienne, sans même que nous ayons eu le temps de *sentir*, l'acte musculaire soit déjà accompli. Ainsi, on nous chatouille la plante des pieds , nous nous retirons vivement et bien avant d'avoir ressenti la sensation désagréable qui en résulte. Les malades qui ont perdu la *sensibilité* conservent encore ces mouvements, dus à des excitations qui ne sont plus perçues. On admet, dans ces cas, que la sensation, arrivant à la moelle, ne va pas au delà et que le mouvement succède par simple action de ce centre, avant que le cerveau ait eu la *perception* de l'excitation. Il y a eu, comme l'on dit, *action réflexe*.

On a cherché à se rendre compte de ce que pouvait être le fluide nerveux. Une idée très séduisante consistait à l'identifier avec l'*électricité*. Et, en effet, on trouvait dans les nerfs des courants électriques ; et, d'autre part, les courants électriques ont la propriété de reproduire presque tous les effets du fluide nerveux. Mais une différence capitale consiste dans la vitesse des deux fluides. Tandis que l'électricité accomplit 50 millions de mètres par seconde, le fluide nerveux n'accomplit guère que 25 à 30 mètres. Le courant des nerfs est donc 2 millions de fois moins rapide que le fluide électrique.

Les *nerfs* ne président pas seulement à la *sensibilité* et au *mouvement*. Nous avons vu qu'ils agissaient sur les *sécrétions* et sur le *cœur*. Le système nerveux tient donc toutes les fonctions sous sa dépendance. Bien plus, il agit sur la *nutrition* intime et encore mystérieuse pour nous de nos tissus. Une partie, dont tous les nerfs ont été coupés, finit par s'atrophier. Elle ne se nourrit plus.

Nous ne pouvons entrer ici dans le détail des fonctions de chaque nerf en particulier. Jetons un coup d'œil d'ensemble sur la distribution des principaux. Tous les nerfs qui sortent de la moelle vont à la peau, aux muscles et aux vaisseaux.

Les *nerfs crâniens* sont les uns *moteurs*, les autres *sensitifs*, les autres enfin *mixtes*. Les *nerfs moteurs* sont destinés au globe de l'œil et à la pupille (*moteur oculaire commun, moteur oculaire externe, pathétique*), aux muscles de la face (*facial*) et de la langue (*hypoglosse*). Les *nerfs sensitifs* vont à la peau de la face (*trijumeau*), à la langue (*glosso-pharyngien*), à la muqueuse du nez (*olfactif*), à la rétine (*nerf optique*). Le *nerf pneumo-gastrique* se distribue aux poumons, au cœur, à l'estomac, au foie et même à l'intestin. Il arrête les mouvements du cœur, dont il est le modérateur, il agit sur l'estomac en modifiant sa sécrétion, enfin, il agit sur la respiration dont il sert probablement à régler le rythme. Le *nerf spinal* a plusieurs actions : d'abord, il se distribue aux muscles inspirateurs ; d'un autre côté, il réunit beaucoup de ses fibres à **celles** du pneumo-gastrique, et il agit sur la *phonation*, sur la *déglutition* et sur le *cœur*.

Nous venons de jeter un coup d'œil sur les branches nerveuses. Quelle est maintenant l'action des *centres?*

Le *cerveau* semble être le centre de *l'intelligence*, de la *sensibilité* et l'*organe de la pensée*. Le sang est absolument nécessaire à son fonctionnement. Dès que le sang cesse d'y arriver, nous tombons dans cet état qu'on appelle le *coma* et qui est si commun dans les apoplexies. Certaines substances, le *chloroforme*, l'*éther*, ont la propriété d'anéantir ou tout au moins d'endormir les propriétés du cerveau.

La *moelle* sert tout d'abord de conducteur aux actions cérébrales ; elle a, de plus, des propriétés particulières. Elle commande à certains mouvements et en particulier aux actions réflexes dont nous avons parlé plus haut.

Nous ne pouvons vous faire connaître les propriétés de toutes les parties des centres nerveux, cette connaissance comporte des études anatomiques très approfondies. Qu'il vous suffise de savoir que toutes les parties du cerveau et de la moelle sont probablement le siège d'actions spéciales dont plusieurs sont déjà bien connues et les autres seulement soupçonnées. On appelle *localisées*, les fonctions dont on a trouvé le centre nerveux correspondant.

Enfin, il existe un système nerveux tout particulier répandu dans tous nos organes sous forme de *ganglions*. Ces glanglions sont autant de petits centres qui président à nos fonctions de nutrition et dont l'action peut persister même quand celle des grands centres nerveux a été abolie par un traumatisme ou une maladie.

CHAPITRE XII.

Les âges de la vie.

Il faut maintenant que nous vous disions un mot de l'évolution de l'être, depuis le jour de sa naissance jusqu'à sa mort. Ses fonctions subissent, en effet, d'importantes modifications pendant que s'accomplit son évolution.

Ainsi, depuis le jour où il vient au monde jusqu'à 18 mois environ, l'homme est dans sa *première enfance*. Son intelligence est peu développée, il ne vit encore que par l'instinct, son sommeil dure plus que sa veille, il ne parle pas et commence à peine à comprendre les choses les plus simples qu'il entend. On remarque pourtant que son cerveau fonctionne, car il apprend beaucoup ; il recueille toutes les notions premières nécessaires à l'existence et qui ne nous paraissent simples que parce que nous les avons reçues depuis ce moment. Ses organes sont encore trop délicats pour qu'il puisse prendre la nourriture des adultes. Il ne vit que de lait fourni par sa mère, et cet aliment est complet, c'est-à-dire qu'il contient tout ce qu'il faut pour le nourrir et le faire croître rapidement. En peu de mois il double de poids.

Mais il faut qu'il soit préparé à prendre l'alimentation commune. Aussi, dès cette époque, commencent à apparaître les dents dont nous avons déjà eu à nous occuper. Il en pousse vingt à l'enfant, elles sont petites, serrées et comme elles ne peuvent plus s'accroître quand elles sont poussées, elles tombent vers sept ans et sont remplacées par d'autres plus nombreuses (32) et plus grosses : c'est la seconde dentition.

De deux ans environ à douze ans a lieu la *seconde enfance*. L'homme ne croît plus que lentement ; l'intelligence, la mémoire surtout se développent ; aussi la fin de cette période est-elle celle qu'on a choisie pour l'instruction primaire. On apprend bien des choses à ce moment qu'on aurait bien de la peine à retenir plus tard.

Vers treize à quatorze ans, une nouvelle modification a lieu. Les organes sexuels, restés dans le sommeil, se développent. L'être vivant devient assez fort pour donner bientôt naissance à des êtres semblables à lui. Chez la petite fille s'établit la menstruation, c'est-à-dire la chute d'un œuf environ tous les vingt-huit jours ; en même temps apparaissent les seins ou mamelles destinées à fournir le lait à l'enfant dont la venue est aujourd'hui possible. Nous sommes alors dans l'*adolescence*.

De dix-huit à trente ans c'est la *jeunesse*, le plus beau moment de la vie ; le corps est vigoureux, l'esprit actif : L'homme se marie. La femme est dans toute sa beauté et donne naissance à ses enfants les plus parfaits au point de vue physique et moral.

De trente à cinquante se développe l'*âge mûr*. On a dit souvent que c'était la période du travail et de l'ambition. C'est en effet le moment où l'ouvrier comme l'homme de cabinet arrivent à la perfection de leur art.

Les maladies commencent à attaquer l'organisme. elles annoncent la *vieillesse*. Chez la femme, en effet, la menstruation cesse, elle est devenue trop faible pour enfanter dans de bonnes conditions ; les cheveux blanchissent, les dents tombent, la peau se ride, les maladies chroniques, les infirmités, comme on dit, se développent jusqu'à ce qu'un jour un dérangement plus complet dans la santé amène la cessation de la vie : la mort.

L'*extrême vieillesse* est l'âge le plus terrible de la vie ; l'exercice de chaque fonction est une douleur. La surdité, la cécité, la paralysie d'une partie du corps viennent souvent l'aggraver.

Peut-être les physiologistes ont-ils raison ; peut-être mourir n'est-il ni plus pénible ni plus douloureux que s'endormir, peut-être sortons-nous de la vie comme nous y entrons, sans nous en apercevoir, sans en avoir conscience. Aussi devons-nous toujours attendre la mort et ne jamais en avoir peur.

Voilà, bien rapidement exposés, les principaux points de l'étude de notre corps. Ne croyez pas savoir maintenant ni l'*anatomie*, ni la *physiologie* : vous êtes simplement à même de mieux comprendre ce que prescrira le médecin dans l'intérêt des malades que vous soignerez. Mais il doit vous rester encore un autre bénéfice de l'étude que vous venez de faire, c'est une véritable admiration pour cet être humain dont le moindre organe dépasse nos plus belles machines, dont les fonctions sont si merveilleusement agencées. C'est dans une pareille contemplation que notre esprit puise ses plus saines satisfactions et ses enthousiasmes les plus purs !

TABLE DES MATIÈRES

Introduction V

Préface de la 2ᵉ édition VIII

Préface de la 3ᵉ édition X

Préface de la 4ᵉ édition XII

Programme de l'enseignement professionnel suivi à Bicêtre, à la Salpêtrière et à la Pitié. XV

Conditions à remplir pour l'obtention du diplôme XLII

Budget des écoles municipales d'infirmières de Paris . . . XLIII

PREMIÈRE PARTIE.

ANATOMIE.

Pages

CHAPITRE PREMIER. — De l'anatomie; disposition
générale du corps humain 3

CHAP. II. — Du squelette ou des os du corps humain   5

Article premier. — De la colonne vertébrale. . . .   6

Art. 2. — Des os de la tête   10

     Du crâne   10

     De la face   16

Art. 3. — Des os du cou et du tronc   19

Art. 4. — Des os des membres et de leurs articulations   22

Pages

CHAP. III. — DES MUSCLES. 31
  Article premier. — Muscles de la face 33
  Art. 2. — Du cou 35
  Art. 3. — De la poitrine. 36
  Art. 4. — De l'abdomen 38
  Art. 5. — De l'épaule et du membre supérieur . . 40
  Art. 6. — De la hanche et du membre inférieur. . 43

CHAP. IV. — CŒUR ET VAISSEAUX 46
  Article premier. — Cœur, aorte, vaisseaux du poumon 47
  Art. 2. — Vaisseaux de la tête du cou 50
  Art. 3. — — du membre supérieur. 52
  Art. 4. — — du membre inférieur 58

CHAP. V. — SYSTÈME NERVEUX. 61
  Article premier. — Cerveau, moelle, nerfs 61
  Art. 2. — Organes des sens. 63

CHAP. VI. — VISCÈRES 67
  Article premier. — Organes de la digestion 67
  Art. 2. — — de la respiration . . . 74
  Art. 3. — — de la sécrétion urinaire. 76
  Art. 4. — Organes de la génération chez la femme. 77
        — de la génération chez l'homme. 81
  Art. 5. — De la peau, des ongles, etc. 83

DEUXIÈME PARTIE.

PHYSIOLOGIE.

PRÉLIMINAIRES. — GÉNÉRALITÉS, DÉFINITION, FONC-
        TIONS. 89

SECTION I. — FONCTIONS DE NUTRITION. 92

CHAPITRE PREMIER. — DIGESTION. 92
CHAP. II. — ABSORPTION. 99

	Pages
CHAP. III. — Circulation	101
CHAP. IV. — Respiration	107
CHAP. V. — Chaleur animale	112
CHAP. VI. — Sécrétions.	114
— De l'urine	116
— De la sueur	118
— De la bile	119
CHAP. VII. — Nutrition	120
SECTION II. — Fonctions de relation	122
CHAP. VIII. — Mouvements	123
CHAP. IX. — De la parole	126
CHAP. X. — Organes des sens	128
— De la vue	128
— De l'ouïe	132
— De l'odorat	133
— Du goût	134
— Du toucher	134
CHAP. XI. — De l'innervation	137
CHAP. XII. — Les ages de la vie	141